医療現場の
リーダーシップ
ABC
より良い医療チームを目指して

監訳

山脇 正永
京都府立医科大学 教育センター長
大学院医学研究科総合医療・医学教育学 教授
医学部附属病院
卒後臨床研修センター長／総合診療部部長

ABC of Clinical Leadership
Second Edition

EDITED BY

Tim Swanwick
Senior Clinical Adviser and Postgraduate Dean,
Health Education, England
Visiting Professor in Medical Education and
Leadership, University of Bedfordshire
Honorary Senior Lecturer, Queen Mary University
of London and Imperial College, London, UK

Judy McKimm
Director of Strategic Educational Development,
Swansea University UK
Visiting Professor, Princess Nourah bint
Abdulrahman University, Riyadh, Kingdom of
Saudi Arabia
Guest Professor, Huazhong University of Science
and Technology, Wuhan, China

メディカル・サイエンス・インターナショナル

Authorized translation of the original English edition,
"ABC of Clinical Leadership",
Second Edition
Edited by Tim Swanwick and Judy McKimm

Copyright © 2017 by John Wiley & Sons, Ltd.

© First Japanese Edition 2019 by Medical Sciences International, Ltd., Tokyo

All Rights Reserved. Authorised translation from the English language edition published by John Wiley & Sons
Limited. Responsibility for the accuracy of the translation rests solely with Medsi– Medical Sciences International Ltd
and is not the responsibility of John Wiley & Sons Limited. No part of this book may be reproduced in any form
without the written permission of the original copyright holder, John Wiley & Sons Limited.

Printed and Bound in Japan

監訳者・訳者一覧

監訳者

山脇　正永
京都府立医科大学　教育センター長/大学院医学研究科総合医療・医学教育学　教授/
医学部附属病院　卒後臨床研修センター長/総合診療部部長

訳者（翻訳章順）

山脇　正永
京都府立医科大学　教育センター長/大学院医学研究科総合医療・医学教育学　教授/
医学部附属病院　卒後臨床研修センター長/総合診療部部長［第 1〜6，10〜12，16，17 章］

千葉　由美
横浜市立大学大学院医学研究科看護学専攻がん・先端成人看護学　教授［第 7〜9 章］

荻野　美恵子
国際医療福祉大学医学部医学教育統括センター　教授［第 13〜15 章］

ババエフ　タメルラン　Tamerlan Babayev MBBS BSc
国際医療福祉大学医学部医学教育統括センター　助教［第 13〜15 章］
Assistant Professor, International University of Health and Welfare

監訳者序文

医療およびヘルスケアは多職種が関わる複雑なシステムであり、医療従事者にとってその組織をうまくマネジメントすることは以下の点で重要です。

1. マネジメントの成功・不成功が患者ケアの質と健康アウトカムにつながる点
2. 組織内外の医療従事者・関係者の満足度につながる点
3. 医療経済（個人レベルでも社会レベルでも）の効率化に寄与する点

組織あるいはシステムをうまくマネジメントするためにはリーダーシップが必要です。しかしながら、リーダーシップについては、われわれ医療従事者には体系付けられた知識がなく、まとまって教育された経験もなく、ケースバイケースで行っているのが現状ではないでしょうか。本書は、医師、歯科医師、看護師、他の医療職、初心者から上級職のさまざまなレベルの医療従事者、医療管理者、医療管理職員を意識して作成されています。経験豊富なリーダーだけでなく、リーダーシップとマネジメントに初めて接する医師・医療従事者も対象としています。

医療を効果的に提供するためには、医療・介護システムを理解するだけでなく、患者の利益のためにそれらのシステムにどのように影響力を及ぼし、改善するかを理解する必要があります。そのためには、臨床チームから部門、組織全体、そしてより広範なコミュニティへのあらゆるレベルの変革と改善にリーダーシップを発揮する医療従事者の積極的な参加が欠かせません。

本書は、医療・ヘルスケアの文脈から、近年著しく変化しているリーダーシップの理論、概念、研究、実践について体系的にまとめられており、わが国でも類書のないものの1つです。内容は、英国の医療現場におけるリーダーシップに関して豊富な専門知識をもつ執筆者により構成されていますが、すべての項目は現在あるいは将来のわが国にあてはまる内容です。本書の構成は各章ごとに完結していますが、本書全体を通読いただければ、医療現場のリーダーシップの理論と実践に関して優れた基礎知識を得られます。さらに参考資料や文献も豊富に記載してあり、知識をより深めたい方にも充実した内容となっています。

本書が皆様の明日からの臨床活動に役立ち、質の高い医療・介護・ヘルスケアの実践に結びつくことを願っております。

京都府立医科大学 教育センター長
大学院医学研究科総合医療・医学教育学 教授
医学部附属病院 卒後臨床研修センター長/総合診療部部長

山脇 正永

原著序文

"*ABC of Clinical Leadership*"の第2版へようこそ。初版を発行してから，医療現場のリーダーシップの理論，概念，研究，実践は著しく変化した。これらを反映して，我々は，新たな知見をふんだんに盛り込んで，2つの新規章を設けるなど本書を大幅に改訂した。今版を制作する過程で，すみずみまで最新の情報を反映し，複数人の新たな著者を本書の執筆者として迎えた。

経験豊富なリーダーだけでなく，リーダーシップとマネジメントに初めて接する臨床家も対象として，本書の編集にあたった。本書は医師，歯科医師，看護師，その他の医療従事者，さまざまなレベルの医療従事者，医療管理者，職員に有用である。また，特に，研修医や指導医やトレーナーの指導に適している。

本書を刊行した背景には，効果的なリーダーシップが患者ケアと健康アウトカムにとってきわめて重要であるという認識の高まりがある。患者ケアは，単独で働く個々の医師ではなく，システムのもとで働く臨床家によって提供される。医療を効果的に提供するためには，これらのシステムを理解するだけでなく，患者の利益のためにそれらのシステムにどのように影響力を及ぼし，改善するかを理解する必要がある。そのためには，臨床チームから部門，組織全体，そしてより広範なコミュニティにあらゆるレベルの変革と改善をもたらす臨床家の積極的な参加が欠かせない。

本書のねらいは，医療の改善に携わる人々に情報を提供し，奨励することである。医療現場のリーダーシップに関して豊富な専門知識をもつ執筆者陣を迎えられたことを幸せに思う。執筆者全員の貢献に感謝する。我々が目指してきたことは，医療に関連するリーダーシップと組織に関する主要な概念を紹介し，これらを医療や現代の医療システムに結びつけることである。本書の構成は各章ごとに完結しているが，本書を通読いただければ，医療現場のリーダーシップの理論と実践に関して優れた基礎知識を得られるだろう。本書の制作にあたり，リーダーシップに関してさらに知識を深めたり，より多面的な視点を探求したい読者のために，文献欄だけでなく参考資料の欄を設けるよう我々編者から各執筆者にお願いした。

本書は，「医療現場のリーダーシップの重要性」という導入から始まる。医療現場のリーダーシップを，主要な政策推進者，リーダーシップ，マネジメント，そしてフォロワーシップの理論という文脈に位置づける。チーム，変革，プロジェクト，組織，複雑な環境を率いるリーダーシップの重要な側面について検討する。次に，主要な臨床サービスと教育の具体的な状況について論じる。後半の章では，コラボレーションとパートナーシップといったより広い文脈や，ジェンダー，文化，倫理的問題がどのようにリーダーシップに影響を与えるかについて言及し，最終章ではリーダーシップ開発が最善の形で行われるための方法について述べる。本書を手にとっていただいたあなたにとって，本書が実り多きものとなることを，そして，あなた自身や周りの人のリーダーシップの実践を振り返り，進化させるきっかけとなることを，編者一同願ってやまない。

Tim Swanwick
Judy McKimm

執筆者一覧

Stuart Anderson
Associate Dean of Studies, London School of Hygiene and Tropical Medicine, London, UK

Deborah Bowman
Professor of Ethics and Law, St George's, University of London, London, UK

Judy Butler
Senior Consultant, Coalescence Consulting Ltd, Bath, UK

Jonathan Gardner
Cancer Programme Director, University College London Hospitals NHS Foundation Trust, UK

Valerie Iles
Honorary Professor, London School of Hygiene and Tropical Medicine, London, UK

Tracie Jolliff
Head of Inclusion and Systems Leadership, NHS Leadership Academy, Leeds, UK

Sarah Jonas
Consultant Child and Adolescent Psychiatrist, Sussex Partnership NHS Trust, UK

Sir Bruce Keogh
Medical Director, NHS England, London, UK

David Kernick
General Practitioner, St Thomas Medical Group, NICE Fellow, Exeter, UK

Jennifer King
Managing Director, Edgecumbe Consulting Group Ltd, Bristol, UK

Chris Lake
Head of Professional Development, NHS Leadership Academy, Leeds, UK

Andrew Long
Consultant Paediatrician, Great Ormond Street Hospital for Children, London, UK

Hester Mannion
Final Year Medical Student, Swansea University, UK

Lynn Markiewicz
Managing Director, Aston Organisation Development Ltd, Farnham, UK

Layla McCay
International Researcher, Department of Global Health Entrepreneurship, University of Tokyo, Japan and Director of Centre for Urban Design and Mental Health

Judy McKimm
Director of Strategic Educational Development, Swansea University, UK
Visiting Professor, Princess Nourah bint Abdulrahman University, Riyadh, Kingdom of Saudi Arabia
Guest Professor, Huazhong University of Science and Technology, Wuhan, China

Fiona Moss
Dean, Royal Society of Medicine, London, UK

Tim Swanwick
Senior Clinical Adviser and Postgraduate Dean, Health Education, England
Visiting Professor in Medical Education and Leadership, University of Bedfordshire
Honorary Senior Lecturer, Queen Mary University of London and Imperial College, London, UK

Celia Taylor
Associate Professor, Warwick Medical School, University of Warwick, UK

Michael West
Head of Thought Leadership, The King's Fund, London, UK
Professor of Organizational Psychology, Lancaster University Management School, Lancaster, UK
Co-Director, Aston Organisation Development Ltd, Farnham, UK

目　次

監訳者・訳者一覧 ………………………………………………………………………… iii

監訳者序文 ………………………………………………………………………………… iv

原著序文 …………………………………………………………………………………… v

執筆者一覧 ………………………………………………………………………………… vi

1　医療現場のリーダーシップの重要性 ……………………………………………… 1

2　リーダーシップとマネジメント …………………………………………………… 6

3　リーダーシップの理論と概念 ……………………………………………………… 10

4　フォロワーシップ …………………………………………………………………… 16

5　グループやチームのリーダー ……………………………………………………… 21

6　変革のリーダーシップとマネジメント …………………………………………… 27

7　組織のリーダー ……………………………………………………………………… 33

8　複雑な環境を率いる ………………………………………………………………… 38

9　臨床サービスのリーダーシップと改善 …………………………………………… 43

10　プロジェクトのリーダー …………………………………………………………… 48

11　教育のリーダーシップ ……………………………………………………………… 56

12　協働型リーダーシップとパートナーシップ ……………………………………… 62

13　リーダーとしての自覚 ……………………………………………………………… 68

14　文化的多様性のある医療サービスにおけるリーダーシップ …………………… 74

15　ジェンダーと医療現場のリーダーシップ ………………………………………… 81

16　価値に基づくリーダーシップ，真正なリーダーシップ，倫理的リーダーシップ … 87

17　あらゆるレベルでリーダーシップを開発する …………………………………… 92

欧文索引 …………………………………………………………………………………… 98

和文索引 …………………………………………………………………………………… 100

CHAPTER 1

医療現場のリーダーシップの重要性

Sarah Jonas[1], Layla McCay[2] and Sir Bruce Keogh[3]

[1] Sussex Partnership NHS Trust, UK
[2] University of Tokyo, Japan
[3] NHS England, UK

OVERVIEW

- 医療現場のリーダーシップは，医療機関の管理運営を成功させるうえで不可欠である。
- 強力な医療現場のリーダーシップは，質が高く費用対効果の高い医療行為と関連している。
- 医療現場のリーダーシップとは，現場のプロフェッショナルがそれぞれの方向性に折り合いをつけてまとめ，変革を実行することを意味する。
- 医療現場のリーダーシップとして効果的なのは，協働型リーダーシップや多職種連携によるリーダーシップである。
- 現場のあらゆるレベルで医療現場のリーダーシップが必要である。

医療・ヘルスケアは，巨大かつ重要な市場であり，本質的に複雑な業務である。世界のすべての人が医療を必要とし，各国は国内総生産（GDP）のかなりの部分を医療にあてている。政府や国家は医療水準によって判断され，人口は医療によって決定され，医療がどのように提供されるかはほぼすべての人の関心事となっている。2013 年のデータでは，米国は GDP の 17%，英国はGDP の 9% を医療に費やしている。医療機関や医療関連企業は社会に多くの雇用を生み出している。例えば，英国国民保健サービス National Health Service（NHS）は140 万人を雇用しており，世界でも有数の組織となっている。

　そのような大規模な組織が質の高い医療を提供できるようにするためには，国家から地方まで，さらに患者・医療従事者間の個々の関係性まで，あらゆるレベルで質の高いリーダーシップとマネジメントが不可欠である。真に効果的な医療を提供するためには，マネジメントの

専門性だけでなく臨床現場での専門性という観点においても，このリーダーシップを発揮する必要がある（図1.1）。

医療現場のリーダーシップとは何か？

リーダーシップ leadership とマネジメント management は，同義語または重複する概念としてしばしば使用される。しかし，第 2 章で説明するように，両者は相互に関連性はあるものの別個の概念であり，組織，団体，または個人のレベルで安定を維持しながら変化を生み出すためのものである。リーダーシップには，ビジョンの創造，戦略的目標の設定，組織価値の確立などの意味が含まれる。マネジメントは人と資源に着目した概念であり，リーダーシップによって確立され共有された戦略的目標を達成するための手段である。リーダーシップとマネジメントのどちらか一方でも欠如すれば，組織に変化や改善をもたらすことは難しくなる。

　医療現場のリーダーシップ clinical leadership とは，医療専門家としての概念に関する用語であり，リーダーシップ（組織の価値観とビジョンを設定し，刺激し，促進すること）に専従するプロフェッショナルマネジャーとは対照的である。医療現場のリーダーは，患者のニーズに確実に応えるため臨床経験とスキルをも使用する。医療現場のリーダーシップの鍵となるのは，質の高いケアを促進し，社会のニーズに合うようサービスの変容を促進することである。医療現場のリーダーシップが役割を果たす場面は，医療機関やシステムのあらゆるレベルに存在する。リーダーシップはプロセスであり，ポジションではない。

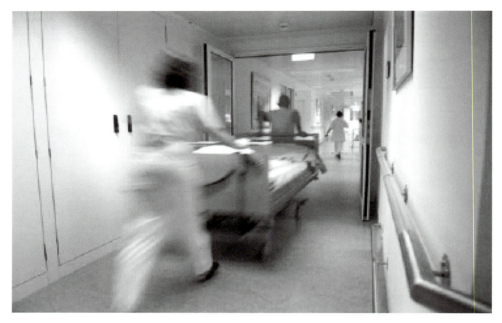

図 1.1
真の意味で効果的な医療現場のリーダーシップは多職種の連携による。Copyright iStockphotos

なぜ医療現場のリーダーシップが重要なのか？

世界的にみても，医療機関は，経済的な持続可能性や競争力の必要性と，安全で効果的なケアを提供する必要性のバランスを保つことが求められる。望ましい形での臨床への参画が高い組織パフォーマンスに関連し，強力な医療現場のリーダーシップが医療の質改善につながることは，国際的にもエビデンスが蓄積されつつある（**Box 1.1**）。医療における効果的なリーダーシップは，例えば戦略，組織，現場などのさまざまなレベルで発生する。また，多職種連携によるアプローチが顔のみえる関係として患者ケアに役立つように，多様な経験とスキルを取り入れることで，さまざまなレベルで質の高い医療を実現することができる。

医療現場のリーダーシップと医療の質との関連性については，表面的妥当性は高いと考えられるにもかかわらず，この分野におけるエビデンスは十分に蓄積されていない。この原因は主に，医療現場のリーダーシップの定義にばらつきが存在することと，医療機関の複雑さによるものである。しかし，論文はいくつか発表されている。

組織レベルでは，米国では医療リーダーシップと病院ランキングにある程度の相関が明らかになっている（Goodall 2011）。医療リーダーシップモデルに関する大規模な英国でのレビュー（Dickinson et al 2013）では，医師とマネジャーとが密接に関与している組織では，そうでない組織と比べて組織全体のパフォーマンススコアが優れていたと報告されている。別の英国の研究では，年次報告書，業績統計，患者転帰，死亡率および全国患者調査データを調査し，病院の戦略的ガバナンス委員会に参加している臨床家の割合の高さが，より良好な治療成績，患者満足度上昇および罹患率低下と関連していた，と報告されている（Veronesi et al 2012）。世界的に，組織文化に関する研究において，医療現場のリーダーシップの高い関与，組織内の臨床家が感じるリーダーシップの範囲，およびその組織が提供するケアの質との間に強い関連があることが報告されている。

また，医療現場のリーダーシップは，医療のプロモーションと組織内での変革の鍵となる因子でもあることが国際的に報告されている（Greenhalgh et al 2005）。特に重要なのは，事例として紹介できるクリニカルチャンピオン（成功事例）の存在である（Soo et al 2009）。

臨床チームや看護チームのレベルでは，部署を超えて

Box 1.1　医療現場のリーダーシップと医療の質の関連性

- 成果が上がる組織では，理事会に医師を配置している場合が多い（ただし，この因果関係は明確ではない）
- 臨床への関与の度合いが高い組織は，さまざまな質の指標に対してより良い成果を上げる傾向がある
- **分散型リーダーシップ distributed leadership** と医療の質には関連がある
- 紛争（コンフリクト）が少なく，リーダーシップが共有されているチームは，より効果的に機能し，より良い医療を提供する

リーダーシップを共有し，チームへの参加をうまくマネジメントすることが，エンパワーメントや自己効力感を含む有効なチーム作りに関与しているとされている。一方で，当然ながらチーム内の不和はパフォーマンスの低さと関連していた，というメタ分析の結果がある（D'Innocenzo et al 2014；Wang et al 2014）。

医療現場のリーダーシップ実践の能力開発

歴史的に，医療マネジメントは，管理職，医師，看護師などのヒエラルキーがあるもののパワーバランスは平等であるという「合意によるマネジメント」といわれてきた。管理者は管理運営上の決定を下し，医師は医療上の決定を下し，看護師は看護面での決定を下し，中央の財務部門（政府を含め）は資金調達の決定を下す，というものである。しかし最近では，医療コストや医療の複雑さの増加により，この概念モデルの維持が困難になってきた。

　世界各国では，医療・ヘルスケア分野におけるリーダーシップとマネジメントに，さまざまなアプローチを取り入れてきた。多くの国では，上級のリーダーシップを発揮する役割を担うのは医師（まれに医療スタッフ）であるとしている。しかし，英国では，グリフィス報告により，NHS に一般管理制度が導入された（Griffith Report 1983）。これには，医療従事者を組織の目的に応じて適切に活用するために，管理運営体制の定式化，理事会の創設，特定の領域を管理する臨床現場のディレクターの任命などが盛り込まれている。しかし，これはすぐに達成されたわけではなく，1990 年代に，医療従事者が医療サービスのリーダーシップとマネジメントに積極的に従事する必要があるという認識が徐々に高まって，2000 年代になり，医療従事者の関与は，管理的主導権からの逸脱を防ぐために必要であるだけでなく，効果的な方向設定と改善のマネジメントのための不可欠な前提条件であることが明らかになってきた。今日では，臨床的に優れた医療機関では，臨床家とプロフェッショナルマネジャーとの強力なパートナーシップと，医療の質への関与の共有が導かれる傾向がある，と考えられている。

リーダーシップと医療専門家

医療機関は，中央政府による管理と**臨床的自律 clinical autonomy** との間で，常に軋轢を経験してきた。Mintzberg（1992）は医療機関を，ある程度自由度のある拘束を受けた個人が，末端で重要な組織的決定ができる**専門家官僚制 professional beaurocracy** として説明している。これは，意思決定が中央で一元的に行われ，

Box 1.2　ケーススタディ：　実際の医療現場のリーダーシップ

Kaiser Permanente（米国）
米国の健康維持機関 health maintenance organization（HMO）である Kaiser Permanente では，医療現場のリーダーシップがその構造と機能の中核をなす。この組織に所属する医師は，欠かせないビジネスパートナーとして位置づけられている。臨床家と管理職の間の伝統的な障壁を超え，共同のミッションを実行するための優先事項と戦略を密接に調整する。臨床家は上級管理職を務めるよう積極的に奨励される。また，改善プロジェクトは外部から課されるのではなく，内部から生まれたものである。

米国退役軍人省
米国退役軍人省 Veterans Affairs（VA）は，米軍関係者を対象に医療を提供している。1990 年代には，医療の質に対する評判は低かった。それ以降，VA は改革を行い，質改善のための取り組みが成功し，世界的に評価されるようになった。これらの変革を主導したのは医師の経営者であり，医療現場のリーダーシップがその成功の大前提となった。今日，VA は医療の質管理のリーダーであり，医療現場のリーダーシップは，質が高くコストが低い医療と関連することが示された。

Orygen（オーストラリア）
オーストラリアのメルボルンに本拠を置く Orygen Youth Health は，青少年を対象にメンタルヘルスの支援を行う非営利団体である。強力な医療現場のリーダーシップにより臨床部門，研究部門，政策分析部門を統合しており，Orygen は精神科の早期介入を行う世界的リーダーである。

中間管理者によって指示され，そのもとで大勢の労働者が働くという，政府機関や工場などの「機械的官僚制」とは対照的である。

　専門家官僚制の本質的な特徴は，組織の変革のビジョンを共有するために（組織内から発生する）リーダーシップがあるべきことである。効果的なリーダーシップが欠如すると，全体的な組織戦略を考慮せずに，組織全体に関わる重要な決定を現場で行ってしまい，アナーキー（無秩序）につながる可能性がある。現場では全体的な組織戦略が「聞こえず」，注意を払わず，実施することができないためである。しかし，活性化され成功した場合，専門家官僚制は，機械的官僚制では実現できないような優れた結果を出すことができる。大規模な医療システムの最前線で毎日行われる多数の決定を，組織の目標に沿った行動に協調的に積み上げていくためには，あらゆるレベルで医療現場のリーダーシップを組み込むことが重要である。

　世界各地の医療機関から医療の質改善に関する成功例が報告され，組織内の各レベルで医療現場のリーダーシップを発揮するという積み上げ式に統合された戦略的

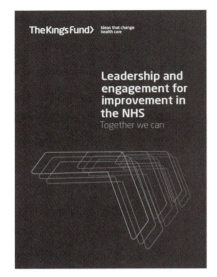
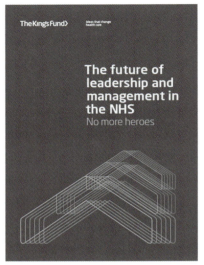
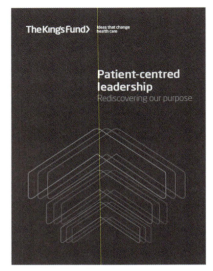
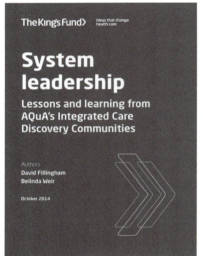
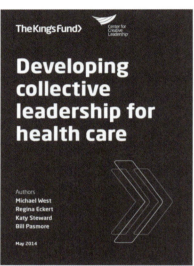
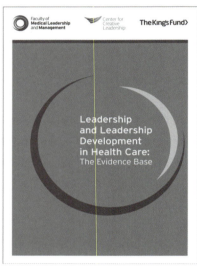

図1.2　医療現場のリーダーシップに関する考え方の変遷
出典：King's Fund, 2011-2015

アプローチに対する関心が高まっている（**Box 1.2**）。

医療現場のリーダーシップ：政策対応

おそらく，国家的観点からの医療現場のリーダーシップへの組織的関心は英国ではじまった。政府の方針として，NHSの活動の中心に医療の質改善が位置づけられ，これを達成するための主要な要素として医療現場のリーダーシップが強調された〔詳細は"*High Quality Care for All*"（Darzi 2008）を参照されたい〕。医療現場のリーダーシップに必要とされることの詳細を明確にすべく，リーダーシップに関するコンピテンシー（能力）のさまざまな枠組みが英国内で議論された（Academy of Medical Royal Colleges and NHS Institute for Innovation and Improvement 2008；General Medical Council 2012）。2011年には医療リーダーシップ学部・マネジメント学部が，2012年にはNHSリーダーシップアカデミーが設立された。続いて，英国における医療サービスの失敗に関する公開調査，報告，レビューが発表され，質の高い医療を提供するための医療現場のリーダーシップの重要性が強調され，医療を提供する前提として医療現場のリーダーシップが組み込まれつつある。医療においてリーダーシップが果たす役割については，英国保健政策シンクタンクであるKing's Fundによる出版物に要約されている（**図1.2**）。

医療現場のリーダーシップの未来像

臨床家はこれまで，リーダーシップを発揮する役割を担うことをしばしばためらってきたが，その理由として報酬がない，専門的な認知と尊敬が得られない，正式なトレーニングがない，キャリアパスがないことなどが挙げられる。また，医療現場のリーダーシップに参画する同僚を「ダークサイドに落ちた」などと揶揄するような，

「反マネジメント主義」の文化が生じている組織もある。リーダーシップはある意味では不明瞭なコンセプトとされ，エビデンスに基づく実践 evidence-based practice（EBP）の世界では，リーダーシップの研究は厳密さに欠ける，あるいは非科学的であるとみなされることもある。この重要な領域の研究をさらに発展させ，医療現場のリーダーシップの真の重要性と威力を認識させることは，現場の臨床家にかかっている。

世界中で，医療システムはますます高価で複雑になっており，医療の質を継続的に改善させることが重要な課題となっている。今後の医療改革と患者のニーズとを調和させるために，医療現場のリーダーシップの必要性はかつてないほど高まっている。臨床家の仕事は，効果的な医療現場のリーダーシップを通じて，医療の質改善に向けた好機を逃さず，絶え間ない改善へと導くことである。

文献

Academy of Medical Royal Colleges and NHS Institute for Innovation and Improvement（2008）*Medical Leadership Competency Framework*, NHS Institute for Innovation and Improvement, London.

Darzi A.（2008）*High Quality Care for all*：*NHS Next Stage Review*, Department of Health, London.

Dickinson H, Ham C, Snelling I and Spurgeon P.（2013）*Are We There Yet? Models of Medical Leadership and Their Effectiveness*：*An Exploratory Study*. ＜http://www.netscc.ac.uk/hsdr/files/project/SDO_FR_08-1808-236_V07.pdf＞（accessed 12 February 2019）.

D'Innocenzo L, Mathieu JE, Kukenberger MR.（2014）A meta-analysis of different forms of shared leadership-team performance relations. *Journal of Management*, 20（10）, 1-28.

General Medical Council（2012）*Leadership and Management for All Doctors*, General Medical Council, London.

Goodall AH.（2011）Physician-leaders and hospital performance：is there an association? *Social Science and Medicine*, 73, 535-539.

Greenhalgh T, Robert G, Bate P et al.（2005）*Diffusion of Innovations in Health Service Organisations*：*A Systematic Literature Review*, Blackwell, Oxford.

Griffiths Report（1983）*NHS Management Inquiry*, Department of Health and Social Security, London.

Mintzberg H.（1992）*Structure in Fives*：*Designing Effective Organisations*, Prentice Hall, Harlow.

Soo S, Berta W, Baker GR.（2009）Role of champions in the implementation of patient safety practice change. *Healthcare Quarterly*, 12, 123-128.

Veronesi G, Kirkpatrick I. Vallascas F.（2012）Clinicians in management：does it make a difference? *Social Science and Medicine*, 77, 147-155.

Wang D, Waldman DA and Zhang Z.（2014）A meta-analysis of shared leadership and team effectiveness. *Journal of Applied Psychology*, 99（2）, 181-198.

参考資料

Dickinson H, Ham C.（2008）*Engaging Doctors in Clinical Leadership*：*What Can We Learn from the International Experience and Research Evidence?* University of Birmingham, Birmingham.

Hamilton P, Spurgeon P, Clark J et al.（2008）*Engaging Doctors*：*Can Doctors Influence Organisational Performance? Enhancing Engagement in Medical Leadership*, Academy of Medical Royal Colleges and NHS Institute for Innovation and Improvement, London.

King's Fund Leadership Development. ＜http://www.kingsfund.org.uk/leadership＞（accessed 12 February 2019）.

Mountford J, Webb C.（2009）*When Clinicians Lead*. McKinsey Quarterly. ＜http://www.mckinsey.com/industries/healthcare-systems-andservices/our-insights/when-clinicians-lead＞（accessed 12 February 2019）.

CHAPTER 2

リーダーシップとマネジメント

Andrew Long

Great Ormond Street Hospital for Children, London, UK

OVERVIEW

- マネジメントとリーダーシップは相互に関連しており，補完的であり，どちらも組織の成功に不可欠である。
- 複雑な組織には哲学のあるリーダーシップと一貫性のあるマネジメントが必要である。
- マネジメントは秩序と一貫性をもらたしてくれる。一方，リーダーシップは変革と変化をもたらす。
- 多くの医療機関では，過剰に管理されたりマネジメントを過小評価したりしている。
- リーダーシップやマネジメントのスキルは後天的に習得できる。

はじめに

つい最近まで，**マネジャー manager** と**リーダー leader** の違いについて，あるいは実際に両者に違いが存在するか否かについて，激しい論争があった。例えば Warren Bennis と Burt Nanus（1985）は，「マネジャーは正しく実行する者であり，リーダーは正しいことを行う者である」（Bennis and Nanus 1985, p.21）と指摘している。より現代的な見方をすれば，個人をリーダーまたはマネジャーに分類することは日々の生活には役立たず，ほとんどが両方の活動を行い，上級リーダーでさえも多くの「マネジメント」を行う。しかし，リーダーシップが変革と変化を生み出す一方，マネジメントは秩序と一貫性を提供するものであるという考え方もある（Northouse 2015）。船旅の開始を考えてみよう。船員が困難な状況に対処するために船員を動機づけすること（リーダーシップの側面）は不可欠だが，船が水に対して頑丈であり，航行に十分な燃料，食糧，人員を確保していなければ（マネジメントの側面），目的地には到着しな

い（**表 2.1**）。

リーダーシップ leadership と**マネジメント management** をより複合的に理解することは，リーダーシップとリーダーの違いに関する議論と同じく不毛な，マネジメントとマネジャー（そしてフォロワーシップ followership とフォロワー follower）の違いに関する議論を克服するうえで有用である。リーダーシップ，フォロワーシップ，マネジメントは互いに混在していることが多く，実際に成功している管理職リーダー（例えば病院の管理者やグループ診療所の質改善の責任者）は，適切な行動とスキルを選択することができる。最近の研究では，リーダーシップは特定の人物に資するのではなく，リーダーとフォロワーの間の多方向の影響力を必要とするため，共同作業とみなすことができる（第 4, 12 章参照）。これはマネジメントにおいてはあまり当てはまらない。なぜなら，責任性 accountability，権力関係，資金調達やその他のリソースの管理が明確になっているためである。

最近では，マネジメントは，柔軟に調整可能な概念であると考えられている。リーダーシップとマネジメントは別個の概念ではあるが補完的な活動であり，成功にはどちらも重要である（**Box 2.1**）。事実，リーダーシップのないマネジメントとマネジメントのないリーダーシップという 2 つの機能の分離は，有害であるとさえ主張されている（**Box 2.2**，**図 2.1**）。

マネジメントに携わる臨床家

医療サービスは世界中で急速な変化を遂げており，患者の期待増加，人口の高齢化，長期的な状況や罹患率の上昇に対応する必要がある（しばしばリソースは枯渇している）。このような挑戦は，政策的な推進により効率的か

表2.1 一般的および医療現場のマネジメントとリーダーシップ

状況	マネジメント	リーダーシップ
他者との協働	採用・選考・成果のモニタリングとレビュー，各部門での手続き	動機づけ，着想，支援，協力，ネットワークの構築
物理的な資源と設備	計画と修繕，欠陥の修復	可能なことを知るために現状を把握し，強みを探す
財務	予算管理，必要に応じて効率的な削減	資金調達，費用を削減するイノベーション
プロジェクト	プロジェクトの計画，予算内での実行，指標と成果の達成	プロジェクトのモデル例作成，ネットワーク構築，コミュニケーション，ビジョンの共有
ミーティング	議題，時間管理，その後の経過の洗い出し	実行貢献の促進，混乱の管理，コミュニケーションの流れの理解と確保
組織	構造，プロセス，役割，責任がどのように機能しているかを理解する	権力基盤，「影の組織」，文化，ナラティブを理解する
臨床チームで働く	時間や細部への配慮，再診，適切な委託	目標を共有し，すべての関係者間のコミュニケーションを促進する，包括的であることを心がける

Box 2.1 成功のためには，リーダーシップとマネジメントの両方が必要である

リーダーシップとマネジメントは別個の概念ではあるが，どちらも重要である。マネジメントが過剰でリーダーシップが過少な組織は，ゆくゆくはその基本精神や目的を見失う。強力なカリスマ的リーダーがいてもマネジメントが不十分な組織は，一時的には急成長を遂げても，その後すぐに崩壊する可能性がある。現代の組織には，マネジャーが客観的な視点をもち，リーダーが明確なビジョンを提示し関与することが必要である。

出典：Bolman and Deal（1997）

Box 2.2 リーダーシップとマネジメントの分離は危険である

マネジメントとリーダーシップを分けて考えることは危険である。リーダーシップのないマネジメントは独創性を欠き，同様に，マネジメントのないリーダーシップでは連携不足に陥る。傲慢な組織がもつ破壊的な力は，皆が知っている。

出典：Gosling and Mintzberg（2003）

つ効果的に行われている。これらの課題に対応するには強力なリーダーシップが必要であり，臨床家が重要なリーダーシップの役割を果たす必要があるという期待が高まっている。

　英国国内では，過去数十年にわたり，医療サービスの構造，責任性，管理が大きく変化した。管理能力の初期の増加に続いて，できるだけ多くの保健予算が患者ケアに費やされることを確実にするための取り決めの合理化が行われた。20世紀後半にはトータル・マネジメント，ビジネス・プロセス・リエンジニアリング，革新の開発と普及に関する実例により，医療従事者自身が改革について鈍感になってしまった。これはしばしば，「臨床家の緩やかな連合は，ほとんど彼ら独自の条件で，徐々に医療を発展させている」と表現される（McNulty and Ferlie 2002）。これに対して，「トップマネジメントチーム」内に医療現場のリーダーシップを組み込むことによって，組織内の臨床的関与が強化される必要があるという認識が高まっている。

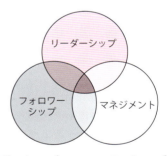

図2.1 リーダーシップ，フォロワーシップ，マネジメント：必須および相互に関連する活動

　管理的役割を担った医師の役割と機能の変化は，彼らに固有の疑問をもたらした。「管理的」役割を担うことに関心を寄せている臨床家は誰もが「ダークサイド」に落ちたといわれている。限られた予算内で患者ケアとのバランスをとるという利害の対立について，通常は不当と認識されていた。さらに，上級の医療専門家は，ライン管理関係，医療の質に関連した報酬，業績レビューなどの運用を通した医療従事者の自律性の制限に抵抗する傾向がある。

　地域医療の強力なメンバーである医療従事者が，医療の範疇を超えてマネジメントに関わることの重要性は国

Box 2.3　ケーススタディ：Mid Staffordshire から学ぶ

英国の規制当局は 2008 年，Mid Staffordshire NHS Foundation Trust［訳注：英国国民保健サービスが運営する財団］の一部である Stafford 病院で行われている標準医療のレビューを開始した。その目的は，Trust に所属する病院の標準化死亡率が高いことに対する懸念と，患者・家族からの苦情への対応であった。2009 年 3 月，規制当局は報告を開示し，2005〜08 年の大きな失敗が明らかになった。

その結果，英国政府は Robert Francis QC が率いる独立調査を行った。Mid Staffordshire NHS Foundation Trust Public Inquiry は，1 つの病院での失敗に対して，広範なシステムがどのように対応したかに着目した一方で，報告で強調された敵対的な文化や有害な行動などの主要課題に，医療システム全体が取り組む必要があると指摘した。

この調査報告は誤解を生んだ。医療従事者や組織は，守るべき対象であったはずの患者や家族をあらゆるレベルで失望させた。有害な文化が野放しのままになり，残虐行為の正常化と勇敢にも声を上げた人々が犠牲となった。……「これは，システムの失敗としては最も衝撃的であり，医療サービスの中核的価値（コアバリュー）の裏切りである」とする NHS 憲章を発表した。

原因を分析したところ，Mid Staffordshire NHS Foundation Trust のリーダーシップと会議は，論点がずれていた。また，危険な徴候が解消されたかどうか，重大な情報が共有されなかった。

調査から得られた本質的な結論としては，人道的価値からはほど遠い医療サービスであり，あまりにも多くの段階でその優先順位が間違っていた。目的とパフォーマンスのマネジメントは，医療の質と思いやりを押しつぶした。トップダウンのマネジメントが患者の声を吹き飛ばした。

出典：Department of Health（2013）

際的に認められている（Collins-Nakai 2006）。上級マネジャーは，組織内の医療提供の調整と改善に不可欠な役割を果たし，医療の質に関する主導権を強化し，予算を効果的に管理することを保証する。臨床上の役割を担う臨床家を抱える組織は，臨床家の参加レベルが低い組織の患者よりも，ある種のアウトカム指標でより良い成果を上げていることが示されている（Ford-Eickhoff et al 2011；Molinari et al 1995）。

ここ数年で，ある病院での失敗に関する非常にインパクトのある調査である Francis Report（**Box 2.3**）は，英国において，ケアの中心にある患者を意識し患者のニーズを中心としたサービスへの変革を再び確立した。報告書で強調された文化の衝突は，医療と経営の間の歴史的な差に焦点を当て，サービスの実施方法における臨床的関与の必要性を再び強調した。しかし，ここで重要な問題が生じる。そのような改革の背後に臨床家を位置づければ，文化的な変化だけでなく，医療現場のリー

ダーシップが何を意味するのかについての新たな理解も必要となるのである。

医療界におけるマネジャー

医療界に，認知された職業として「マネジャー」が出現したのは比較的最近であり，その役割を確実にするための手段として経営学修士（MBA）のような経営資格を取得することが求められている。マネジメントスキル自体は，仕事が行われている組織とは独立して開発され，ますます磨かれている。つまり，市場の状況により個人が民間部門と公共部門の両方の役割を担うことができる。利点としては，根深い問題や状況に新鮮な視点がもたらされる。欠点としては，経験的学習により得られた文脈に対する無神経さや「組織的記憶」の欠如が生じる可能性がある。

ロンドンビジネススクールの元教授である Charles Handy は，マネジャーは解決策や意思決定を必要とする問題に最初に直面した人物であると主張している。症状の特定，問題の原因の診断，最も適切な管理の決定，是正措置の開始という 4 つの基本的な活動を実施する必要がある。Handy の見解によれば，多くの場合，マネジャーはこれらの段階の 1 つに対処できず，それゆえ根本的な問題に対処できず，問題がふりだしに戻っている。

それでも，多くの医療機関に依然として存在する古い「指揮統制」の文化がもはや受け入れられないということは，一般に認められている。正しい組織文化を育むことを目指すリーダーは，フォロワーのニーズに対する感情的な認識と，現代のコミュニケーションに必要な技能とワークライフバランスの重要性の両方を理解するスキルをもつことが重要である。リーダーはまた，組織内で共有された責任と責務を開発する必要があり，それを扱うマネジャーの行動に責任をもち，フォロワーには，自身が関与している組織活動に重要な問いかけをするよう促すべきである。

したがって，マネジメントとリーダーシップの間には独特の緊張が存在する。管理責任には，制御と予測可能性の維持，時間内および予算内での成果の取得が含まれる。これは，人，変化および革新に焦点を当てることは，業績目標を達成するために二次的になり，意識的な離脱，リスク回避行動，紛争の回避，よりビジネスライクな作業スタイルにつながる可能性があることを意味する。「近代的な」医療現場のリーダー/マネジャーは，医療従事者のニーズを認識し，個人の育成や部署の活性化を積極的に促進するとともに，小規模グループの行動，役割の定義，個々のストレス，部門間の紛争など負の影響にも目配りをする。彼らは変革のマネジメントに熟練

し，組織学習についていくらか理解していなければならない。また，財務・人事管理，システム理解，時間管理などのマネジメントスキルを習得する必要がある。これらの2つのスキルを育めば，リーダーシップとマネジメントの違いはあまり顕著ではなく，個人はさまざまな状況や文脈の中で両者を活用できる。

リーダーシップとマネジメント：素晴らしいバランス

リーダーシップ研究の第一人者である，ハーバードビジネススクール教授の John Kotter は1970年代に，ますます複雑化している組織に対処するために，2つの「明確で補完的な」システムの必要性を提唱した。Kotter は，リーダーシップはマネジメントを補完するスキルであり，後天的に習得可能なスキルでもあると主張している。Kotter によれば，当時の米国のビジネス界はマネジメントが過剰でリーダーシップが不十分であるという見解を示した。また，マネジメントは混乱を防ぎ秩序を維持する能力（管理能力）であるが，リーダーシップは変革を生み出す能力（変革能力）であると指摘した。すべての組織は，規模の大小を問わず，適応する能力をもっている必要がある。効果的なリーダーシップには，新たな方向性を設定し，思いこみと因習に挑戦し，より広い視野をもつことが求められる。

これに照らして，患者，サービス，医療従事者の利益のためだけでなく，社会の信頼を維持するためにも，医療サービスにおいて医療現場のリーダーシップとプロフェッショナル・マネジメントをバランスよく保つことが重要である。医療の需要は予測不可能で激しいものである。医療以外からの影響，人口の変化，そして技術の進歩とともに，疾病構造の変化は，将来の医療ニーズが不確実であることを意味する。医療サービスがこれらの課題に直面して最善のケアを提供するために，ケアの責任者は，リーダーシップとマネジメントを適切に発揮するとともに，マネジメントの重要性がリーダーシップよりも相対的に低いとする従来の見解を捨てる必要がある。リーダーシップとマネジメントはいずれも欠かせない。

文献

Bennis W and Nanus N.(1985) Leaders : *The Strategies for Taking Charge*, Harper & Row, New York.

Bolman L and Deal T.(1997) *Reframing Organizations : Artistry, Choice and Leadership*, Jossey-Bass, San Francisco.

Collins-Nakai R.(2006) Leadership in medicine. *McGill Journal of Medicine*, 9, 68-73.

Department of Health(2013) *Patients First and Foremost. The Initial Government Response to the Report of the Mid Staffordshire NHS Foundation Trust Public Inquiry.* <https://www.gov.uk/government/publications/government-initial-response-to-the-mid-staffs-report> (accessed 12 February 2019).

Ford-Eickhoff K, Plowman DA and McDaniel RR.(2011) *Hospital Boards and Hospital Strategic Focus : The Impact of Board Involvement in Strategic Decision Making.* Management Department Faculty Publications. <http://digitalcommons.unl.edu/managementfacpub/67> (accessed 12 February 2019).

Gosling J and Mintzberg H.(2003) The five minds of the manager. *Harvard Business Review*, 81 (11), 54-63.

McNulty T and Ferlie E.(2002) *Re-engineering Healthcare : The Complexities of Organizational Transformation*, Oxford University Press, Oxford.

Molinari C, Alexander J, Morlock L et al.(1995) Does the hospital board need a doctor? The influence of physician board participation on hospital financial performance. *Medical Care*, 33 (2), 170-185.

Northouse P.(2015) *Leadership : Theory and Practice*, 7th ed, Sage Publications, London.

参考資料

Adair J.(2004) *The John Adair Handbook of Leadership and Management*, Thorogood, London.

Cooper C (ed.) (2005) *Leadership and Management in the 21st Century*, Oxford University Press, Oxford.

Fullan M.(2001) *Leading in a Culture of Change*, Jossey-Bass, San Francisco.

Handy CB.(2009) *Gods of Management : The Changing Work of Organisations*, Souvenir Press, London.

Kotter JP.(1999) *What Leaders Really Do*, Harvard Business School Press, Boston.

CHAPTER 3

リーダーシップの理論と概念

Tim Swanwick

Health Education England, London, UK

OVERVIEW

- リーダーシップは，共通の目標を達成するための社会的プロセスである。
- リーダーシップの課題は，方向性，整合性，コミットメントを確保することである。
- リーダーシップに関する統一的な理論や枠組みは存在しない。
- リーダーシップ理論は，偉人理論から始まり，集合的リーダーシップや共有型リーダーシップの考察に至る歴史的な進展ととらえることができる。

Warren Bennis と Burt Nanus によれば，**リーダーシップ leadership** は，足跡がどこにでもあるが姿はどこにも見えない雪男のようなものである（Bennis and Nanus 1985）。しかしリーダーシップは，雪男のように，その存在が我々に語りかけている。本章では，20世紀にリーダーシップがどのように考えられてきたか，臨床現場との関連性において検討する。また，この難解な生き物を21世紀の専門家に関する現象，すなわちコンピテンシーの枠組みの中に閉じ込めようとする最近の試みについても概観する。

第2章では，リーダーシップとマネジメントとの関係について検討した。リーダーシップの本質について熱く議論されているが，膨大な文献を紐解いてみると，共通するテーマが3つ浮かび上がってくる。リーダーシップとは，患者とのパートナーシップの改善や，事故や救急部の待機時間を4時間以下に短縮するなど，一般的または具体的に定義される何らかの**目標 goal** を達成するための**影響 influence** を及ぼすプロセスであり，**社会的集団 social group** という文脈の中で生じる。リーダーシップが抱える課題は，方向性，整合性，参加を確保す

ることであるが，一部はそれを超えたり，相反する形をとる場合もある。

リーダーシップという考え方に影響する因子は数多く存在する。例えば，時代による流行，リーダーシップが行使される社会政治システム，文化的規範と価値観の違いなどである。ウィンストン・チャーチルは，第二次世界大戦中には大成功したが，その後すぐに首相として失敗することになった。我々が働くシステムは，リーダーシップに関する考え方に影響を与える。共産主義・社会主義国家で支持されたモデルは，自由市場経済で一般的なものとは異なるかもしれない。また，文化の違いはリーダーシップのあり方に影響を及ぼす。それは例えば，個人主義か集団主義か，男性性と女性性，リーダーシップが身近なプロセスであるか否か，不確実性がどれくらい許容されるか，短期的または長期的な文化的方向性などである。世界中の医療システムには多様な民族や人種，世代が共生しており，そこで働くうえで，このような文化の違いを心にとどめておくことは重要である。この点については第14章で詳述する。

リーダーシップ理論や，リーダーシップの概念化は，時間とともに発展してきた。次項以降では，リーダーシップの考え方と実践を，臨床的背景を具体的に参考にしながら，時系列に沿って紹介する。本書ですべてを網羅するわけではなく，リーダーシップモデルは他にも数多く存在する。これらのいくつか（フォロワーへの関心の高まりを含む）については，以降の章で説明する。

特性理論

20世紀前半には，「生まれながらのリーダー」という考えが登場した。**特性理論 trait theory**，すなわち**偉人理論 great man theory** では，リーダーには個人的な

> **Box 3.1　感情知性とリーダーシップ**
>
> **自己認識**
> - 感情的自己認識
> - 正確な自己評価
> - 自信
>
> **自己管理**
> - 自制心
> - 信頼性
> - 良心
> - 適応性
> - 成果志向
> - イニシアチブをとる準備
>
> **社会的認識**
> - 共感
> - 組織の意識
> - サービス志向
>
> **社会的スキル**
> - ビジョン
> - 影響力
> - コミュニケーション
> - 変化を触媒する能力
> - コンフリクトマネジメント
> - 関係構築
> - チームワークとコラボレーション
>
> 出典：Mintzberg (1992) *Structure in Fives : Designing Effective Organisations*, Prentice Hall, Harlow.

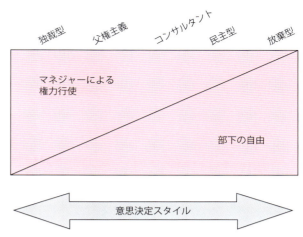

図3.1　リーダーシップの意思決定スタイルのスペクトラム
出典：Tannenbaum and Schmidt (1958)

資質が多くあると提唱された。リーダーの資質があるかどうかはY染色体と関連しているようで、おそらく当時の社会における女性の立場を反映していたのかもしれない。多くの大学医学部や病院理事室に行くと、例外もあるが、「偉人」の肖像画や写真がこのことを物語っている。しかし、20世紀後半に行われた研究では、リーダーシップと、能力・社会性・モチベーションとの間には弱い関連性がみられるものの、リーダーを他の人と区別する個人的資質が本当に存在するかどうかは疑わしいとされた。一連の個人的資質がリーダーシップに存在するのではないかという考えは、我々には魅力的ではある。Daniel Goleman の**感情知性（心の知能指数）theories of emotional intelligence**は影響力が非常に強く、ほとんどのリーダーシップフレームワークの中心に「個人的な資質」として見いだされている（Goleman 1996）。感情知性とそれに対応する能力をBox 3.1に列挙する。

おそらく、パーソナリティがリーダーシップにとって重要であるという最も興味のある証拠は、外交性、神経症傾向、新しい経験への開放性、誠実性および協調性に関する、性格の「ビッグファイブ」因子が関係するものとされている。種々の論文をまとめた文献レビュー（Judge et al 2002）では、外交性、新しい経験への開放

性、誠実性とリーダーシップの間に有意な正の相関が弱いながら見いだされた。リーダーは自分の考えを公にし、新たなアイデアを発見し、熱心に働きたがる傾向がある。このレビューでは、（あまり心配しなくてもよいということだが）神経症傾向との負の相関が弱いながら存在することも明らかになった。リーダーシップ能力と協調性の間には何の関係もないとされており、これはリーダーが時折人々を怒らせるからかもしれない。

リーダーシップの型

1940〜50年代には、リーダーシップの型に関するそれまでとは異なるアプローチが提案された。リーダーシップについてのこれらの民主的な考え方は、彼らが誰なのかではなく、リーダーが実際に何をしているのかに着目した。リーダーシップの型の理論は、意思決定の方法と注意の焦点がどこにあるかという2つの視点でグループ化する傾向がある。意思決定の型の分類法が長年にわたり数多く登場してきた。おそらく最も有名なのはTannenbaumとSchmidt（1958）の、独裁型（私が言うようにせよ）から放棄型（あなたが好きなようにせよ）のスペクトラムである（**図3.1**）。

また、リーダーシップの型はリーダーが成果や組織内の人々にどの程度焦点を当てているかにも関係している。BlakeとMouton（1964）のマネジアルグリッドは「チームマネジメント」（**図3.2**）とも呼ばれ、現在抱えているタスクとスタッフの両方に関心をもつことを目指したものである。

Adair（1973）は、効果的なリーダーシップは、タスクと個人だけでなく、チームとのバランスをとる必要があると主張し、これを**3つの円モデル**でさらに進化させた（**図3.3**）。例えば、手術室、診療所、外来、部署内で

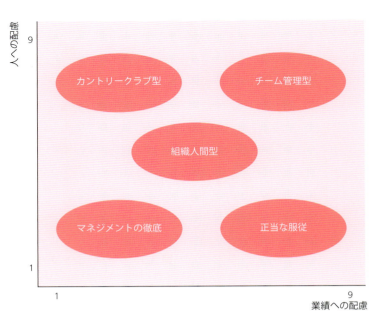

図 3.2　マネジアルグリッド
出典：Blake and Mouton（1964）

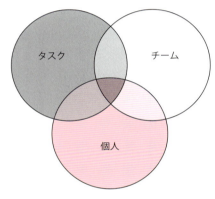

図 3.3　リーダーシップ行動論
出典：Adair（1973）

のミーティングの際に，リーダーがこれらの3つの分野をどのように見守っているか，そうでない場合にどのような影響があるかを観察すると，気づきが得られるかもしれない。

　最近では，Goleman（2000）が米国の幹部3,500人以上を対象とした研究を行い，彼らが組織風土に与える影響をもとに，リーダーシップの型を6つに分類した。これは，病院，病棟，プライマリケアでも同様である（**表3.1**）。英国のNHS（King's Fund 2012）のリーダーシップに関する最近の分析は，人々を感情的にビジョンへと駆り立てる**権威主義型リーダーシップ authoritative leadership**（または**ビジョン型リーダーシップ visionary leadership**）がパフォーマンスと最も強く相関しているとしている。

コンティンジェンシー理論

リーダーシップの型は，リーダーシップが一連の行動として解釈されるという概念を導入したが，どのような状況でどのような行動が最もうまくいったかについてはほとんど明らかにしなかった。これに関して最も有名なのはHerseyとBlanchard（1988）の考え方で，彼らの著作である"*One Minute Manager*"というシリーズのビジネス書はベストセラーとなっている。マネジャー（またはリーダー）が自身のリーダーシップの型を自分のスタッフ（またはフォロワー）の能力と参加度に適応させるという考え方（**コンティンジェンシー理論 contingency theory**）は魅力的であり，4つの型（指示型，コーチング型，支援型，委譲型）が関与する（**図3.4**）。あなたの診療に慣れていない研修医や新任看護師には，まずは指示型で開始し，最初の熱意が冷めてきたら，自信を培えるようコーチング型を開始する。彼らがスキルと意思を獲得したら，最終的には委譲型へと移行する。医療界ではよくあることだが，我々は最初の3つのステップが重要であることを忘れがちである。最初に少し指示を出した後は，若手にどんどんやらせて，彼らが失敗すると，我々は（おそらく相手にとって理不尽な形で）落胆することが多い。

変革型リーダーシップ

1980年代には，これまでのリーダーシップのアプローチはいずれも，環境の継続的な変化にどのように対処するかに関する助言を提供していなかったことが明らかに

表 3.1 リーダーシップの型と組織風土に及ぼす影響

型	目的	特徴的な言葉	風土への影響
強制型	コンプライアンス	私が言うようにしなさい…さもなければ	−
ビジョン型	共感	私には夢があります	++
関係重視型	調和	なぜ仲良くしないのですか？	+
民主型	合意	それは他の人にとっても大丈夫ですか？	+
ペースセッター型	成果	私にできることは，あなたにもできます	−
コーチ型	能力開発	あなたの潜在能力を伸ばすために，私に何かできますか？	+

出典：Goleman（2000）より

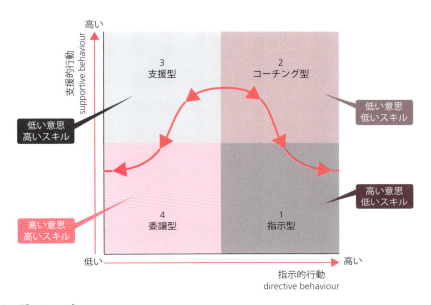

図 3.4 状況対応型リーダーシップ
出典：Hersey and Blanchard（1988）

なった。これまでに説明されたモデルは，経済効率重視でリーダー中心型のものであった。フォロワーは彼らの努力（あるいは他の何らかの方法）により報いられ，リーダーとフォロワーの間のダイナミクスは考慮されなかった。そのようなアプローチは，安定時には計画，秩序立案，組織化の一助となる場合もあるが，重要な変革の時期には，いかに人や組織が導かれるかを記述するには不十分である。BassとAvolio（1994）は，**変革型リーダーシップ transformational leadership**に必要な新しいパラダイムとして4つの下位概念を提唱した。

- 理想化による影響 indivisualized influence
- モチベーションの鼓舞 inspirational motivation
- 知的刺激 intellectual stimulation
- 個別の配慮 indivisual consideration

変革型リーダーシップでは，リーダーはフォロワーへの委譲と開発を通じてその人の可能性を最大化するよう行動する。彼らは未来予想図を描いて，その未来に向かって動いてほしいという意識をフォロワーの中に生み出す。1963年のマーティン・ルーサー・キングの「私には夢がある」という演説は完璧な例である。変革型リーダーシップのモデルは普及しており，多くの公共部門で取り入れられている。その影響は，英国のNHSヘルスケア・リーダーシップ・モデル（**図3.5**）の「目的共有のための鼓舞」，「チームの関与」，「ビジョンの共有」で明確にみることができる。

カリスマ的リーダーシップ

変革型リーダーシップの結果としてリーダー個人が崇敬されたのは当然ともいえる。そして，1980〜90年代には，カリスマ的リーダーが，失敗した組織や医療界を支

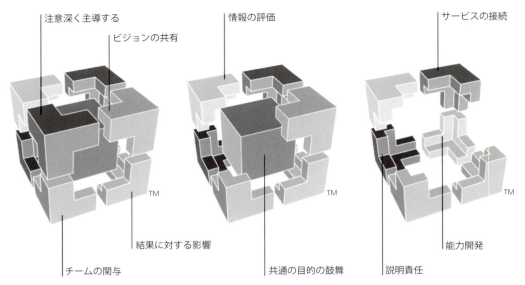

図 3.5　NHS ヘルスケア・リーダーシップ・モデルの 9 つの次元
出典：NHS Leadership Academy（2013）*The Healthcare Leadership Model, Version 1.0*, NHS Leadership Academy, Leeds.

配している大物のリーダーを巻き込んで，医療サービスを救うために飛び込んできた。カリスマ性のあるリーダーは，他者に影響を与える自信と支配的な性格，強いロールモデリングと高い期待を組み合わせ，強いモラルを主張しイデオロギー的な目標を明確にする。医療界の上級リーダーの多くは，このようなリーダーシップを支持している。問題は，過度の誇り，傲慢さ，自己執着が生まれることである。**カリスマ的リーダーシップ charismatic leadership** の負の側面はナルシシズムである。

サーバントリーダーシップ

Robert Greenleaf（1977）が提唱した**サーバントリーダーシップ servant leadership** は，前述の演壇型リーダーシップ podium leadership に一石を投じている。行政や公共部門で人気があり，奉仕するリーダーは，彼らが導くコミュニティのニーズに応え，成長と発展を促し，強要するのではなく説得し，共感して行動するために任命されたスチュワード（世話役）として行動する。興味深いことに，このモデルはまた，ビジネス環境の効率化と発展にもつながっている。ジム・コリンズの非常に成功した米国企業 Good to Great の古典的研究では，最も成功した米国企業は，「個人的な謙遜とプロフェッショナル意識の逆説的な融合」を行っているとしている（Collins 2001）。

真正なリーダーシップ

信頼を醸成し，フォロワーの参画を得るためには，メンバーを尊重し，その貢献に敬意を払いながら，メンバーと誠実で倫理的な関係を構築し，真正性を確立することがリーダーにとって重要である（**真正なリーダーシップ authentic leadership**）。自分の価値観を生かすことは，自分らしさを確立するうえで非常に重要である。人を中心とした医療界でリーダーシップを発揮する場合には特に当てはまる。真正なリーダーシップ，マネジメントの信頼，スタッフの満足度，患者アウトカムの間には正の相関がみられる。医療に関連した価値に基づくリーダーシップに関する詳細は第 16 章を参照されたい。

分散型リーダーシップ，共有型リーダーシップ，集合的リーダーシップ

最新のリーダーシップ理論のなかには，リーダー個人の資質からチームや組織内のリーダーシップのプロセスに焦点を移すという点で，医療機関との関連性が高いものがある。これまで説明してきたモデルとは対照的に，**分散型リーダーシップ distributed leadership** は，一人の個人には存在しないと考えられている。専門知識が分散されていることが認められ，リーダーシップの境界がなくなり，リーダーシップが組織内のつながりにより構成される非公式の社会的プロセスとなっている。リーダーシップをこのような形で組み込むという考え方のもとでは，リーダー個人の資質から組織内におけるリーダーシップのプロセスへと焦点が移ることとなる。**集合的リーダーシップ collective leadership** または**共有型リーダーシップ shared leadership** では，専門知識，能力，モチベーションが存在するところに，リーダーシップ権の分配や配分がみられる。そして，**協働型リーダーシップ collaborative leadership** は専門家

Box 3.2　医療におけるリーダーシップへのアプローチの証拠はどこか？

最近のレビューによれば，医療分野におけるリーダーシップに関する研究は多岐にわたるテーマで行われているが，質の高い研究が不足している。

- 変革型リーダーシップは，スタッフと患者の体験および患者のアウトカムを改善する
- 真正なリーダーシップについても同様の考察が得られた
- 効果的な看護師のリーダーは，好感がもて協力的であり，人を力づける
- 優れた成果を上げる医療提供者は，医療に対して深く関与し，理事会では臨床家の良き代弁者として振る舞う
- チーム内でのリーダーシップの共有は，チームの成功を予測するが，チームのリーダーシップに対する透明性も求められる
- 医療機関のトップでのチームリーダーシップのアプローチは，組織のパフォーマンスの向上と相関している
- 医療における上級管理職の在職期間は，業績と正の相関がある

と組織の境界を超えて位置するであろう複数の個人の協力を必要とすることを重視し，リーダーシップチームが独立した「英雄型」リーダーより重要であると認識するものである。これら3つの型はいずれも，大規模で複雑な医療システムが有効に機能するうえで欠かせないものとみなされている。

　リーダーシップを育むということは，より多くのリーダーを育成するだけにとどまらず，多様なグループや個人がリーダーシップを発揮できるようなシステムを開発することをも意味するのである（第17章参照）。リーダーシップが全員の責任であると理解されれば，個々のメンバーにとっても可能性が広がり，より魅力的なものになる（**Box 3.2**）。

文献

Adair J.(1973) *Action-centred Leadership*, McGraw-Hill, New York.

Bass B and Avolio B.(1994) *Improving Organizational Effectiveness through Transformational Leadership*, Sage, Thousand Oaks.

Bennis W and Nanus N.(1985) *Leaders：The Strategies for Taking Charge*, Harper and Row, New York.

Blake RR and Mouton JS.(1964) *The Managerial Grid*, Gulf, Houston.

Collins J.(2001) *Good to Great*, Random House, London.

Goleman D.(1996) *Emotional Intelligence*, Bloomsbury, London.

Goleman D.(2000) Leadership that gets results. *Harvard Business Review*, Mar–Apr, 78–90.

Greenleaf RK.(1977) *Servant Leadership：A Journey into the Nature of Legitimate Power and Greatness*, Paulist Press, Mahwah.

Hersey P and Blanchard K.(1988) *Management of Organizational Behavior*, Prentice Hall, Englewood Cliffs.

Judge TA, Bono JE, Ilies R and Gerhardt MW.(2002) Personality and leadership：a qualitative and quantitative review. *Journal of Applied Psychology*, 87（4）, 765–780.

King's Fund.(2012) *Leadership for Improvement and Engagement in the NHS*, King's Fund, London.

Tannenbaum R and Schmidt W.(1958) How to choose a leadership pattern：should a leader be democratic or autocratic or something in between? *Harvard Business Review*, 36, 95–101.

参考資料

Bolden R.(2004) *What is Leadership?* University of Exeter Centre for Leadership Studies, Exeter.

Northouse P.(2016) *Leadership：Theory and Practice*, 7th ed, Sage, London.

West M, Armit K, Loewenthal L et al.(2015) *Leadership and Leadership Development in Healthcare：The Evidence Base*, King's Fund, London.

CHAPTER 4 フォロワーシップ

Hester Mannion and Judy McKimm

Swansea University, UK

OVERVIEW

- リーダーシップの行動と実践を理解するためには，フォロワーへの配慮が不可欠である。誰しも，他者なしで存在することはできないからである。
- リーダー中心のアプローチでは，そこに関与しているフォロワーの影響力と創造力を過小評価してしまう。
- 医療従事者の社会的アイデンティティや固有の文化は，フォロワーやチームワークに対する個々の態度に直接，影響を与える。
- 「グループ内」（ingroup）と「グループ外」（outgroup）という考え方は，そのグループのアイデンティティと，リーダーに対するフォロワーの忠誠心に深く関連している。

はじめに

リーダーシップ leadership に関する文献は豊富にあるが，**フォロワーシップ followership** の理論にはほとんど関心が払われておらず，医療提供という文脈では依然として特に重要性が低い。西洋医学の文化では，個人の成功とキャリアの向上は，しばしば高く評価され，個人主義とリーダーシップに結びついている。マネジメント management と同様に，フォロワーシップも二次的なものとみなされることが多く，侮蔑的と感じる扱いを受けることさえある。しかし，リーダーが常にリードしているわけではないという状況も確実に存在する。また，1人のリーダーだけでは変革の責任を負うことはできない（**図4.1**）。どのようにしたら，なぜ人々が従うかを理解することは，リーダーが選ばれ，導くことを許される理由についての理解を深めてくれる。それはまた，医療において，ほとんどの成功はチームの成功であると

いうことにも関連する。

フォロワーシップとは何か？

フォロワーシップの概念は Robert Kelley が 1988 年に Harvard Business Review に発表した "In praise of followers"と題された論文に起因するところが大きい。過去 30 年間，フォロワーシップの重要性と応用に関する議論は，リーダーを中心とした組織，グループダイナミクス，権力，プロセスの枠組みのなかで発展してきた。これは，チームワークが支持される医療現場では特に当てはまり，現場からの伝統的な考え方は依然として文化的枠組みに基づいている。

フォロワー follower に関する研究では，フォロワーがリーダーに与える影響，さまざまなフォロワーのタイプがリーダーシップの決定にどのように影響するか，フォロワーの個人的・職業的・社会的アイデンティティがリーダーの成功にどのように直接影響するか，さらにその一貫性と有効性が主題となっている。

フォロワーがチーム内で働く方法はチームのダイナミクス，社会的・職業的アイデンティティ，個人的な動機づけ，人格など，多くの要因によって影響を受け，予測不可能なほど複雑である。Kelley（2008）は，フォロワーを 5 つに類型化している（**Box 4.1**）。チームのダイナミクスが支持的で，リーダーとフォロワーの関係が開放的で柔軟性がある場合，高度に訓練された意欲のある医療従事者は，**スターフォロワー star follower** の役割を果たす可能性がある。しかし，スターフォロワーの養成に必要なのは，動機づけやモチベーション，独立性だけにとどまらない。フォロワーは個人として，刺激を受け，価値があると感じ，コミュニティに参加する必要がある。

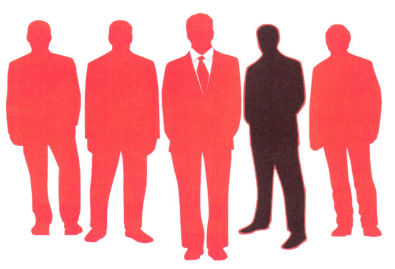

図4.1　リーダーは，フォロワーがリーダーを必要とする以上にフォロワーを必要とする

> **Box 4.1　フォロワーの種類**
>
> **羊タイプ**
> - 受動的
> - 外的なモチベーションが必要
>
> **イエスマンタイプ**
> - 肯定し，リーダーに常に同意する
> - 指揮を必要とするが，熱心に仕事を実行する
> - 「思想家」ではなく，「行為者」であると自ら考える
>
> **エイリアンタイプ**
> - 独立して考える，進歩を妨げる，多くの負のエネルギー
> - 自分自身を，上司に立ち向かう一匹狼とみなす
>
> **実用的なタイプ**
> - フェンスシッター（傍観者）
> - 現状を維持し，フェンスの上に座って生き残る
>
> **スターフォロワータイプ**
> - 自分自身のために考え，非常に活発である
> - リーダーの決定を独自に評価する
> - 必要と感じたら，リーダーに反論し，建設的な代替案を提案する
>
> 出典：Kelley（2008）

Kellerman（2008）もフォロワーを分類している（図4.2）。孤立して無関心な方法で動く**孤立者 isolates**から，組織やビジネスに完全な献身と忠誠を示す**硬骨漢 diehards**までである。これらの分類方法は，参加の促進，グループの機能性，生産性，士気の向上という視点から，グループの行動を解読するうえで有用である。

フォロワーシップはなぜ重要か？

> 「フォロワーシップの理解なくしてリーダーシップを十分に理解することはできない」（Uhl-Bien et al 2014）

なぜ**フォロワーシップ followership**を理解することが重要なのだろうか？　フォロワーシップを理解することが，リーダーシップを理解すること以上に重要であると考えられるのはなぜだろうか？　すべてのリーダーはフォロワーの一員であった経験があり，その指導された自分の経験によって優れたリーダーの考えが形成されている。いつもリーダーとなる人でも，常にリードしているわけではない。リーダーは指導において重要な役割を果たすだけでなく，さまざまな文脈でフォロワーシップの役割を果たす（Kellerman 2008）。フォロワーは単にリーダーシップに影響を及ぼすことができるだけでなく，多くの場合，彼らは特定のリーダーシップの型（Uhl-Bien et al 2014）の構築と確立においても役割を果たす（Box 4.2）。

理論的な見解

リーダー中心の研究は，リーダーとフォロワーの複雑な相互作用を真の意味で理解することを妨げているが，依然として，この分野の中心であり続けていると考えられる。このようなアプローチは，リーダーが変革に影響を与え，成長と進歩を刺激するために影響力を行使しているという一方通行的なものである。カリスマ的リーダーシップと変革型リーダーシップは，リーダー中心の考え方（Bass and Riggio 2006）のなかで中核となっている。そこでは，インスピレーションの個人的な特質に焦点を当て，人格，スタイル，外見を重視している。リーダー中心の文献では，部下という用語が使用される。彼らは従う者として存在し，導かれている。このときのフォロワーの役割は有望なものではない。**リレーショナルリーダーシップ relational leadership**は，個人間

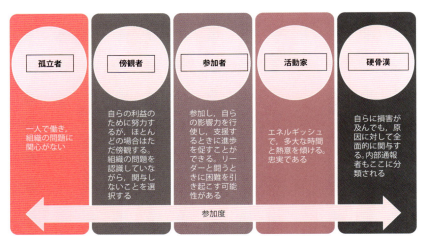

図4.2　フォロワーのスペクトル
出典：Kellerman（2008）

> **Box 4.2　フォロワーシップはなぜ重要なのか？**
> - フォロワーシップの理解なくしてリーダーシップを十分に理解することはできない
> - リーダーは，フォロワーがリーダーを必要とする以上にフォロワーを必要とする
> - リーダーは，フォロワーシップに参加することによって，良いリーダーシップを理解することができる
> - 1人の人物が常にリードしているわけではない
> - フォロワーはリーダーに影響を及ぼすだけでなく，ともに創造し，リーダーシップ行動を変えることができる

のダイナミクスとリーダー−フォロワー間の質の高いやりとりの重要性を重視して，正しい結果を確実に得られるよう，この不均衡を是正するための方略をとっている（Graen and Uhl-Bien 1995）。フォロワー中心のアプローチでは，フォロワーはリーダーを創造し，構築し，解体する存在であることを明らかにする。それはリーダーがいかにフォロワーシップの影響を受けているか，フォロワーシップにいかに触発され，変化しているかを明らかにする。また，リーダーがある状況ではリードし，ある状況ではフォロワーとなる理由を明らかにする（**図4.3**）。

　フォロワーの影響力と重要性が継続的に過小評価されると，本来ならば献身的で生産的であるはずのフォロワーを育成できなくなる可能性がある。つまり，フォロワーが積極的に認識されなければ，その結果，リーダーにとってのリーダーシップの型についても考察されなくなる。また，リーダーシップの重要性を過剰に強調しすぎると，リーダーシップ/フォロワーシップ関係を単純化し，リーダーに実態の伴わない英雄的地位を与えてしまう可能性がある（Bligh et al 2004；Meindl et al 1985）。この状態では，リーダーが失敗してから回復するのは一層困難となり，成功や失敗には多くの要因があることを考慮していないことになる。

医療現場におけるフォロワーシップ

ほとんどの医療専門職や行政は，職業訓練と次世代の医療従事者の養成（例えば，General Medical Council 2015）の両方において，チームワークとリーダーシップの重要性を強調している。このレトリックは，職種の権威勾配と必ずしも一致しない。例えば，医学では，競争力，自己宣伝能力，リーダーシップの能力は，医師の役割として学生や研修医の評価に暗黙のうちに組み込まれている。リーダーシップは，専門家としてのアイデンティティ以上のものを個人にもたらす。それはリーダーシップの資質に関連する社会的地位やコミュニティにおける地位を表すものである。チームの目標は多くの医師にとって重要であるが，キャリア向上を保証し，リーダーシップの可能性を示すというプレッシャーは，これとは異なる可能性がある。医師はチームと同じ目標を必ずしも共有していないため，チームで効果的に仕事をするのに苦労する可能性がある。チームへの貢献とキャリアの関連は，効果的なフォロワーシップに関わる熱意とモチベーションと混同すべきではない。Kelleyは，自らが提唱する**スターフォロワー star follower**は単に見せかけのリーダーや「次のリーダー」ではないと明言している（Box 4.3, 4.4）。

　現在の医学と看護学の職業文化では，人をリーダーとフォロワーに分類しているが，このアプローチが厳格であると変革を妨げ，優れたサービスを提供するという共通の目標から逸脱する可能性がある。共有しているタスクや活動（例えば，心停止の管理）に取り組む際に，リ

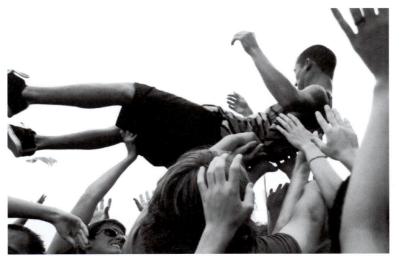

図4.3 フォロワーはともに創造し，リーダーシップ行動を変えることができる

> **Box 4.3** ケーススタディ：リーダーと
> フォロワーを導く
>
> アーリヤは医学生で，大規模な総合病院で朝の病棟回診を行っている。彼女は，指導医の専門医，2人のシニアレジデント，研修中の他の多くの医師，病棟看護師を含む8人グループの一員である。彼女はこの集団の後ろを歩いて，各患者と指導医の会話を聞いて，患者管理計画に関する議論に追いつくために緊張していた。ときどき，研修医の1人が，午前の仕事が増えてくると，彼女に情報収集をさせることがあった。
>
> このチームが，ある男性患者にアプローチした。その患者は非常に混乱しているようで，急性脳卒中を患っていると思われた。患者は英語を話せない様子で，アラビア語で同じ言葉を繰り返し述べた。アーリヤはグループの後ろからベッドに向かって歩き，流暢なアラビア語で，医師たちがあなたを診察しに来たと説明した。回診の力学は瞬時に変化した。指導医はアーリヤを通じて患者と意思疎通ができるだけでなく，家族の目の前で嚥下障害を評価できる唯一の人物であることに感謝した。アーリヤが収集できた病歴と患者の状態に関する情報は，指導医が患者管理に関する意思決定を行ううえで中心となった。

> **Box 4.4** スターフォロワーは見せかけの
> リーダーではない
>
> **スターフォロワー** star follower は自らのために考え，非常に活発で，きわめてポジティブなエネルギーをもっている。スターフォロワーは，健全性を自分で評価することなくリーダーの決定を受け入れることはない。スターフォロワーがリーダーに同意すれば，彼らは全力で支持するだろう。同意できなければ，リーダーに意見を述べ，建設的な代替案を提示して，リーダーや組織が目指すべき方向へ進むのを助ける。このような人物を「見せかけのリーダー」とみなす人もいるが，これは基本的に，スターフォロワーがそのような独立性と肯定的な行動を示すことができるということを受け入れがたいと考えるからである。
>
> 出典：Kelley（2008）

ダーとフォロワーそれぞれの役割として個人や集団がどのようにシームレスに動いているかを検討すると，より生産性が増すであろう。優秀なフォロワーとなっている医師でも，状況が変化しその役割が変われば，モチベーション，柔軟性，カリスマ性などのリーダーシップの高いスキルを発揮して，チームや組織の成功を達成するであろう。一方で，Croftら（2015）の研究では，看護師は医師よりも強いグループアイデンティティをもち，チームワーク文化ではより優れているものの，看護師はリーダーシップの役割に（アイデンティティ）に移行することが困難であるとしている。

医療現場におけるグループアイデンティティ

グループ内 ingroup とグループ外 outgroup

医療現場における**グループアイデンティティ group identity** は，共通の臨床的専門性および知識によって定義される。グループは，異文化出身者や著しく異なる内部のメンバーを排除する可能性が高いだけでなく，outgroup（グループ外）を特定することでグループアイデンティティやリーダーの支持が強化されることを示唆するエビデンスがある（Tee et al 2013）。医療現場のリーダーシップは，主に臨床修練と専門性の点から医療組織の管理とは別個の問題とされているため，臨床以外のマネジメントに関する部分は容易に outgroup と識別され，医療の中では依然として否定的にみられる。この点において，ingroup と outgroup を認識することによってホームチームの一貫性が向上する可能性がある一方で，大規模な組織では問題が生じる。なぜなら大規模

な組織では，多職種のチームワークと臨床スタッフと非臨床スタッフとの良好なコミュニケーションが欠かせないためである。名ばかりの多くのチームが存在する場合には（West and Lyubovnikova 2013），誰がリードし誰に従うのかに関する先入観があり，サービス提供を妨げる可能性があり，同時に変革を阻害する可能性がある。

原型主義（プロトタイプ）

暗黙のリーダーシップ理論 implicit leadership theory（Burnette et al 2010）では，フォロワーがリーダーシップの質を判断するために，「良い」リーダーシップと「悪い」リーダーシップに関する複雑な先入観をどのように使用しているかを明らかにしている。これらの判断は，個人的・職業的経験，メディアから発信される社会的規範，根深い文化的信念などの影響を受ける。原型主義 prototypiciality の概念は，リーダーがどの程度正確にグループを代表しているかを表している（Tee et al 2013）。医療を取り巻く環境では，これは医療現場のリーダーが臨床業務を行うだけでなく，優れた実践家でもあることが重要である理由をよく説明できる。医療の専門家として優れた診療を行うことは，必ずしも良好なリーダーシップスキルと同義ではないが，医療現場では，これはフォロワーの視点ではきわめて重要である。しかし，リーダーとしての原型は，それだけでは十分ではない。フォロワーの忠誠心を維持するには，チームの成功に対する公平な貢献も欠かせない。

システムレベルにおけるフォロワーシップ

大規模かつ複雑な医療機関やシステムにおける最も重要な要素は人である。たとえシステムの設計に非の打ち所がなく，試用・テストで基準をクリアしても，システムが十分な機能を発揮するためには，献身的で思慮深い実践家が必要である。リーダーとフォロワーの両方が価値を共有する必要があるのと同様に，両者の良好な関係，専門家としての自信と信頼という「社会資本 social capital」（Alimo-Metcalfe et al 2007）への投資は，サービスを効果的に運用するうえで欠かせない。規範作成に携わり，失敗を目撃し，因果関係を理解して挑戦し革新するフォロワーは，変革をもたらす最高のポジションである。Stacey ら（2001）の**複雑反応プロセス理論**では，リーダーとフォロワーの相互依存関係をさらに広げて，両者の間で継続的に進められ繰り返される相互作用を通じて，変化に対応できるリーダーの見解が形成されるとしている［訳注：第 8 章参照］。複雑なシステムレベルでは，フォロワーの多くの手によって，組織が洗

練され，真に目的に合ったものになっている。

文献

Alimo-Metcalfe B, Alban-Metcalfe J, Samele C et al.(2007) *The Impact of Leadership Factors in Implementing Change in Complex Health and Social Care Environments*. Report to NIHR SDO Programme, SDO/22/2003.

Bass BM and Riggio RE. (2006) *Transformational Leadership*, 2nd ed, Lawrence Erlbaum, Mahwah.

Burnette J, Pollack J and Hoyt C.(2010)Individual differences in implicit theories of leadership ability and self-efficacy：predicting responses to stereotype threat. *Journal of Leadership Studies*, 3, 46-56.

Croft C, Currie G and Lockett A.(2015) The impact of emotionally important social identities on the construction of a managerial leader identity：a challenge for nurses in the English National Health Service. *Organization Studies*, 36 (1), 113-131.

General Medical Council.(2015) *Outcomes for Graduates*. <https://www.gmc-uk.org/education/standards-guidance-and-curricula/standards-and-outcomes/outcomes-for-graduates>(accessed 12 February 2019).

Graen G and Uhl-Bien M.(1995) Relationship based approach to leadership development of leader-member exchange (LMX) theory of leadership over 25 years：applying a multi-level multi-domain perspective. *Leadership Quarterly*, 6, 219-247.

Kellerman B.(2008) *Followership：How Followers are Creating Change and Changing Leaders*, Harvard Business Press, Boston.

Kelley RE.(2008) Rethinking followership, in *The Art of Followership：How Great Followers Create Great Leaders and Organizations*(eds RE Riggio, I Chaleff and J Lipman-Blumen), Jossey-Bass, San Francisco.

Meindl JR, Ehrlich SB and Dukerich JM.(1985) The romance of leadership. *Administrative Science Quarterly*, 30, 78-102.

Stacey R, Griffin D and Shaw P.(2001) *Complexity and Management：Fad or Radical Challenge to Systems Thinking?* Routledge, London.

Tee EYJ, Paulsen N and Ashkanasy NM.(2013) Revisiting followership through a social identity perspective：the role of collective follower emotion and action. *Leadership Quarterly*, 24, 902-918.

Uhl-Bien M, Riggio RE, Lowe KB and Carsten MK.(2014)Followership theory：a review and research agenda. *Leadership Quarterly*, 25, 83-104.

West MA and Lyubovnikova J.(2013) Illusions of team working in health care. *Journal of Health Organisation and Management*, 27 (1), 134-142.

参考資料

Bligh MC, Kohles JC and Meindl JR.(2004) Charting the language of leadership：a methodological investigation of President Bush and the crisis of 9/11. *Journal of Applied Psychology*, 89 (3), 562-574.

Kelley RE.(1988) In praise of followers. *Harvard Business Review*, 66, 142-148.

CHAPTER 5 グループやチームのリーダー

Lynn Markiewicz[1], Michael West[2] and Judy McKimm[3]

[1] Aston Organisation Development Ltd, Farnham, UK
[2] King's Fund, London, UK
[3] Swansea University, UK

OVERVIEW

- 質の高い医療を提供するためには，十分に機能している多分野のチームが不可欠である。
- 効果的なチームリーダーは，チームが明確なビジョン，目標，効果的なグループプロセスをもつことを明らかにできる。
- 効果的なチームメンバーは，役割の明確さ，信頼性，安全性，サポートを高いレベルで明らかにできる。
- すべてのグループがチームとして機能するわけではない。「見せかけのチーム」は相互依存性が低く，目標の共有が不十分で，互いに影響を及ぼさない。
- チームは単独では機能しない。チーム間の関係が効果的に機能していることは，チーム内の関係が良好であることと同じくらい重要である。
- リーダーシップに関する透明性はチームの成功にとって重要である。

チーム基盤型の作業に関するエビデンス

研究によるエビデンスの大部分は，チームワークが医療機関の成功の重要な予測因子であることを示している。医療の提供に関して，チームの導入は入院期間と費用を削減し，提供するサービスを改善し，患者満足度を高め，患者の死亡率を減少させると報告されている。チームスタッフの健康の面では，チームワークは仕事の満足度の向上，有害なストレスのレベルの低下，互助関係の増加に関連している（Box 5.1）。効果的な多分野または専門職間の医療現場でのチームワークが，患者の安全性の向上と質の高い医療に関連しているというエビデンス（World Health Organization 2009）もある（図 5.1）。

Box 5.1　チーム基盤型作業の効果：エビデンス

- 入院および関連費用の削減
- 効率の向上
- 患者ケアにおける革新レベルの向上
- スタッフのモチベーションと精神的健康度の増加：病的状態の減少と回復に関連する
- エラー発生率の低減
- 院内暴力と攻撃の減少
- 患者死亡率の低下

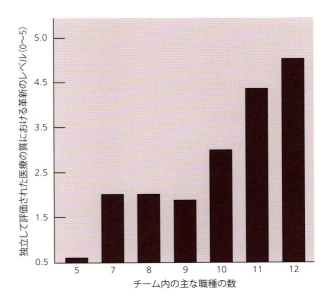

図 5.1　医療チームの革新性
多様な専門職からなるチームは，単一の専門職種からなるチームよりも革新的である。このようなチームが導入した革新は，より根本的であり，患者ケアに大きな影響を及ぼすことも判明した。
出典：Borrill et al（2000）

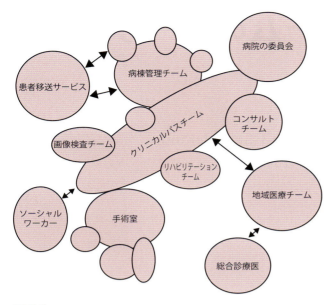

図 5.2
チームコミュニティは，より高いレベルの成果を出すために，互いに信頼できる多数のチームを集めている。

> **Box 5.2　効果的なチームの特徴**
>
> - チームアイデンティティの明確さ
> - チームの目標の明確さ
> - 役割の明確さ
> - 効果的なチームプロセス
>   - ・意思決定
>   - ・コミュニケーション
>   - ・建設的な議論
>   - ・クリエイティブな競合
> - チーム間での効果的な連携
> - 明確なリーダーシップ

関連性が強いのはなぜか？

複雑な組織では，質の高いサービスを生み出すうえで，異なる専門職種のグループのスキルと知識が必要不可欠である。そのため，多職種連携チームは個々の努力とスキルを価値のある成果に結びつける手段となる。可能なかぎり最良の意思決定を行い成果を得るために，利用可能なすべての知識・スキル・経験を通じて，真の相互作用を及ぼしているのが成功するチームである。このレベルのチームワークを達成するには時間と労力が必要であるが，その効果は測定可能で価値がある。

チームとは何か？

チームの形態や規模は多様であり，医療チームの境界を明確に定義することは難しい場合がある。あるチームは別のサービスに入り込んでいたり，チームのために時間を割く割合が専門職種ごとに変動していることもある。チームの実際的な定義は，「明確な目標を共有し，これらの目標を達成するために相互依存的に作業する必要があり，チームがそれらの目標を達成するための方法を定期的に見直すことができる一群の人々」である。

　個人が1つのチームのみに属することはまれである。すなわち，個々の優先順位や目標に対する混乱を招く可能性がある。そのため，すべてのチームメンバーが，それぞれのチームで役割を明確に理解することが不可欠である。これらのうちの1つは，通常，彼らの「ホームチーム」とみなされるものである。つまり，その目的が，他のすべてのチームでどのように働いているかに影響を与えるチームである。複雑な組織では，個々のチームを識別する能力は重要であるが，同様に重要なのは「チームコミュニティ」をマッピングする必要性である。チームは孤立して存在しない。例えば患者の診療パスウェイを構成するチームのように，他の関連チームと効果的に作用する場合にのみチームは成功する（図 5.2）。

　しかし，すべてのグループがチームではない。WestとLyubovnikova（2013）は，影響力が少なく，共通の目的がなく相互依存性が少ない「見せかけのチーム」があることを報告している。医療従事者はさまざまな状況やタイミングで複数のチームで作業するため，その有害な影響は複雑になる。したがって，チームワークには柔軟性，信頼性，真正性の適正な配分が必要であり，リーダーはコミュニケーションを実践しチーム間の活動を管理する必要がある（O'Sullivan et al 2015）。

効果的な臨床チームの重要な軸

効果的な臨床チームには，アイデンティティの明確さ，チームの目標と役割，チーム内とチーム間の効果的なプロセス，明確で目にみえるリーダーシップ（Box 5.2）などの重要な特徴がある。

チームアイデンティティの明確さ

チームアイデンティティは，以下の理由により重要である。

- 人間は社会的存在であり，周囲の人と関わり合うことを避けて通れない。強力なチームアイデンティティを通じて，帰属意識，安全およびサポートの感情が生まれ，個人が最高の仕事をすることが可能となる
- チームアイデンティティは，チームメンバーの作業の目的と方向性を明確にする
- 組織のアイデンティティにより，組織は労力の重複を削減し，相乗効果を高めるような方法で作業を実行す

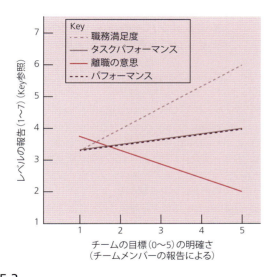

図 5.3
目標の明確さは肯定的な影響を多くもたらす。
出典：Affina OD<https://www.affinaod.com>（accessed 14 February 2019）データはイングランドの61のacute trustsによる。

ることができる
- タスクアイデンティティは個人の内発的欲求の満足度に関与することが分かっており，欠勤の減少，仕事のモチベーションの向上，質の高い成果など，さまざまな有用な効果に関与する

チームリーダーにとって重要な仕事は，組織の目的，目標，文化に沿った明確なチームアイデンティティの開発を可能にすることである。

チームの目標の明確さ

人々がチームで働くために組織されている理由は，個別にではなく一緒に働くことによって，達成される共通の目標または目的をより追求し成功させることである。この共通目標の概念は，仕事中のチームの明確な特徴である。調査によれば，目標の明確さは，個々の職務満足度，離職の意思，文脈上の成果レベルと密接に関連している（図5.3）。

効果的なチームは目標として，チームメンバーがとった行動の結果，効果，プロダクトまたはインパクトなど，成功が測定されうる特定のアウトカムを明示する。特定のアウトカムの例を以下に示す。
- 組織の目的と目標に明確に適合している
- 重要な目標を厳選し，最も重要なものに焦点を当てる（最も効果的なチームは6〜8の目標をもつことが分かっている）
- チームの目標の達成に影響を与える可能性のある，次のレベルのマネジメントとチームのサポートをしている

Box 5.3　効果的な意思決定を妨げる要因

- **性格因子**　例：知識のあるチームメンバーであるが，恥ずかしがり屋のために貢献できない
- **社会的適合性**　個人は，多数派の意見に反するようにみえる意見や情報を伝えるのを控える可能性がある
- **スキル**　明らかにスキルの高い人は，チーム内の他の人に過度に影響を与える可能性がある
- **個人の優位性**　「エアタイム（結果を出すまでの時間）」と個人の専門性は，パフォーマンスの高いチームでは相関があり，パフォーマンスの低いチームでは相関がない
- **職位とヒエラルキー**　チームの上級メンバーであればあるほど，過度の影響力をもち，他人の意見を取り入れるのを妨げる可能性がある
- **リーダーとフォロワーの関係**　うまく管理されなければ，チームの分裂につながる可能性がある

役割の明確さ

チームは，さまざまな知識，スキル，経験をもつ人々が集まり，相乗効果を生み出すことができるように作られている。しかし，役割が不明瞭な場合には，コミュニケーションとサービス提供における労力やギャップが重複することがある。そのような問題が生じると，チームの同僚間で不信感が募り，互いを尊重しなくなり，有害な不和につながる可能性が高まる。

相乗効果の創造には，チームメンバー間の役割の明確化と相互理解が不可欠である。役割の明確さがチームメンバーの信頼と仕事の満足度を高めるというエビデンスもある。

効果的なチームプロセス
意思決定

組織を構築し，管理する方法としてのチーム基盤型の作業の原則の1つは，チームが個人よりも優れた意思決定をするということである。適切に機能しているチームでは，適切な知識と経験をもつ個人が意思決定に影響を与えることができ，それを前向きに行うことができる。これは，すべての決定に誰もが関与するわけではなく，どのチームメンバーがどのような決定に関与しているのか，また自身の決定への参加・不参加を理解しているかを明確にすることである。効果的なチームは，関係するすべてのチームメンバーが関与していることを確実にするために，さまざまなタイプの決定に関与した因子を定期的に見直している。

チームリーダーはまた，チームの意思決定の効果を損なう可能性のある社会的プロセスを認識し，利用可能なすべての知識と経験を確実に活用する方法で議論する必要がある（Box 5.3）。

Box 5.4　チームの信頼を育む方法
● チームメンバーが価値と抱負を議論する機会を提供する ● アウトカムの相互依存性を強調する ● 役割の明確さと良好な情報の流れを確保する ● チームメンバーに適切なリスクをとるように奨励する ● チームメンバーおよびチーム外の他のメンバーと積極的に話し合う ● 対立が発生した場合は，慎重に対処する ● 約束を守る

コミュニケーション

各チームメンバーが自分の役割や仕事の方法を考え応用できるような情報にアクセスできるなど，自分の職務を遂行するために必要なすべての情報を受け取れる場合に，効果的なコミュニケーションが実行される。医療過誤やニアミスの多くは，不十分または不適切なコミュニケーションが原因で発生するので，患者安全には不可欠の要素である。効果的なチームコミュニケーションには，安全に参加できること，十分なチームメンバーの交流，効果的な情報交換という風土が必要である。

安全に参加できること

効果的なチームでは，すべてのチームメンバーは，自分の意見を表現することが安全だと感じ，助けや助言を求め，チームの取り組みの変化に関する新しいアイデアや提案を確実に伝えることができる。これにより，個人は創造性と革新性を高めるうえで必要な，適切なリスクをとることができる。信頼感の醸成には時間がかかり，継続的に育成する必要がある。効果的な包括的リーダーは適切な行動をモデル化し，チームメンバー間の信頼と尊敬を可能にするプロセスを実行できる（Box 5.4）。

相互作用

チームが定期的に会合をもつことによって，より高いレベルの革新が達成できると報告されている。プライマリケアにおけるチームでは，定期的なミーティングは，より大きなレベルでの革新に関連しており，週に1回以上の会合を行ったチームでは，外部評価において，より頻回かつ大規模な革新を導入したと報告されている（Borrill et al 2000）。したがって，よく管理された全体チーム会議を定期的に開催する必要がある。各メンバーが非常に忙しい，あるいは地理的に離れた場所にいる状態では，チームは分散し，チームメンバーは互いに会う機会が非常に少ない。一方で，頻繁に会うことができないチームの潜在的なコスト（代償）は高い。したがって，リーダーは，チームメンバーの十分な相互作用を確保す

Box 5.5　チームメンバーのコミュニケーションや チャレンジを支援するツール
● **SBAR**：Situation, Background, Assessment, Recommendation（状況，背景，評価，勧告） ● **I PASS THE BATON**：Introduction, Patient, Assessment, Situation, Safety concerns, Background, Actions, Timing, Ownership, Next（導入，患者，評価，状況，安全管理，背景，行動，時機，責任者，次のステップ） ● **コールアウト**または**チェックバック**：聞いたことを復唱して，正しく聞いたことを確認する ● **Two-challenge rule**：疑問があるときは2回質問する ● **CUS**：I am Concerned, I am Uncomfortable, this is a Safety issue（私は心配です，私は不快です，これは安全上の問題です） ● **DESC**：特定の状況/行動/問題を記述し，状況がどのように感じられるかを表現し，他の選択肢を提案し，結果を述べる（DESCribe）（紛争解決には有用である） ● **AAA**：Awareness（of the issue）, Acceptance（that I can and need to do something about it）, Action（what I will do about it）（問題の）認識，承認（私はそれについて何かする必要がある），行動（私がそれについて何をするか）

るために，さまざまな方法（技術の使用など）を模索する必要がある。

情報の共有

情報は，チームが抱えている課題を効果的に達成するために不可欠であるだけでなく，力の源でもある。チーム内の不信感は，情報が手元に残っていないと感じているか，または複雑で込み入っていると感じるためにしばしば発生する。チームでは，すべてのメンバーが必要とする情報を受け取り，容易にアクセスできると感じていることを，定期的にチェックすることが不可欠である。このチェックによりこのような情報へのアクセスの不足が指摘されることが多い。臨床チームのメンバーが特に忙しい時期（引き継ぎや申し送り時など）や，若手や新人がプレッシャーを感じている場合や上級医を困らせたくないと感じている場合などに，互いにコミュニケーションをとるのに役立つツールを Box 5.5 に示す。

建設的な議論

質の高い成果を保証し，ケアやサービスの開発や作業方法において常に革新的な流れを促すためには，チーム内で建設的な議論と「激しい対話」が必要である。また，チームメンバー同士で建設的な議論を行うことで，思考の自立や専門家としての成長が促され，強力なチームアイデンティティの形成やチームメンバーの関与が促される。これは，チーム間の対立の結果として出てきたもの

> **Box 5.6　建設的な議論を行うためのチームの環境**
>
> - 反対意見の公表と探究ができる
> - 医療の質と革新に対する懸念を示せる
> - 包括的なリーダーシップである
> - メンバーやその視点の多様性を認める
> - 反対意見に対する相互尊重ができる
> - アイデアの統合に関する懸念を示せる

> **Box 5.7　ケーススタディ：効果的なチームリーダーシップ**
>
> ジェーンは，地域の認知症治療チームのリーダーとして新たに任命された。3ヶ月後，多くのチームメンバーが彼女の「独裁的な」アプローチについて不平を言っている。彼らは，意思決定が相談なく行われ，「ルール」が電子メールで送られてきて，現場での豊富な経験をもつ医療専門家として扱われず，相談されたりもしていないと述べる。チームの2人のメンバーが体調不良となっており，あたかも彼らは辞めたいと思うように感じさせられている。この2人のメンバーが自らの懸念について上級管理職に相談し，トップの知るところとなった。
>
> ジェーンの上司はジェーンとチームの両方と話し合い，オブザーバーとして2つのチームミーティングに出席した。その結果，ジェーンと協力して，より建設的なチームの環境を作ることを提案した。チームミーティングが定期的に開催され，情報はより公に共有され，ジェーンは電子メールと同じくらい電話や対面で話すことを意識するようにした。新たなサービスプランを通じて，重要な目標が合意され改良されるようにして，さまざまなチームメンバーがそれぞれのイニシアチブを取れるようにした。6ヶ月後，チームはより仲間意識をもって，相互信頼のもと効果的な方法で業務を進行しており，ジェーン自身はチームのサポートを得て，より采配がふるえていることを感じている。

とは真逆である。対立の状況が深刻である場合，達成度が低く，スタッフのストレスが大きく，革新や個人の成長はほとんど得られない。効果的なチームリーダーは，チーム内や他の関連するチームと建設的に議論をする風土を確立し，維持することができる（**Box 5.6, 5.7**）。

チーム間の作業

チームが他のチームと効果的な協力関係を結ぶ能力は，チームの同僚が効果的に働く能力と同じくらい重要である。チームリーダーは，「越境者」であり，関連するパートナーまたはチーム間の関係を調整し，以下を活性化できるようにする必要がある。

- 相互利益を認めること
- パートナーの役割の明快さ
- さまざまな作業方法の理解と尊重
- 成果への貢献度の高さ
- プロフェッショナルとしての信頼と尊敬

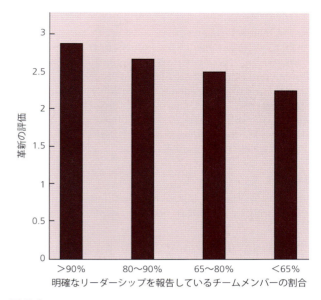

図 5.4
リーダーシップの明確さは，チームの有効性の向上に結びついている。
出典：West et al（2003）

リーダーシップの明確さ

医療機関にはチームのリーダーシップに関する明確さが欠けている場合があるが，明確なリーダーシップは，効果的なチームワーク，チームメンバー間のストレスレベルの低下，チームの革新のレベルと正の相関があることが示されている（West et al 2015）（**図 5.4**）。

　チームリーダーがチームメンバーとリーダーシップの役割の性質について定期的に議論し，評価することは重要である。これには，以下の責任に関する議論が含まれる。

- 意思決定
- チームプロセスの管理
- チームとチームメンバーの能力開発のサポート

臨床チームにおけるリーダーシップの役割はしばしば困難であるが，チームは，明確で効果的なリーダーシップがなければ，その能力を最大限に発揮することはできない。これは，チームにおいてチームリーダーが誰でその役割が何かを，すべてのチームメンバーが正確に理解することである。

文献

Borrill CS, Carletta J, Carter AJ et al.（2000）*The Effectiveness of Healthcare Teams in the NHS*, Department of Health, London.

O'Sullivan H, Moneypenny M and McKimm J.（2015）*Leading and working in teams. British Journal of Hospital Medicine*, 76（5）, 235–239.

West M, Borrill CS, Dawson JF, Brodbeck F, Shapiro DA & Haward B.（2003）*Leadership clarity and team innovation in health care*. The Leadership Quarterly, 14（4–5）, 393–

410.

West M, Armit K, Loewenthal L, Eckert R, West T, Lee, A. (2015) *Leadership and Leadership Development in Healthcare : The Evidence Base*, King's Fund, London.

West MA and Lyubovnikova J.(2013) Illusions of team working in healthcare. *Journal of Health Organization and Management*, 27 (1), 134–142.

World Health Organization (2009) *Framework for Action on Interprofessional Education and Collaborative Practice*, World Health Organization, Geneva.

参考資料

Barrow M, McKimm J, Gasquoine S and Rowe D.(2014) Collaborating in healthcare delivery : exploring conceptual differences at the 'bedside'. *Journal of Interprofessional Care*, 29 (2), 119–124.

Ezziane Z, Maruthappu M, Gawn L, Thompson EA, Athanasiou T and Warren OJ.(2012) Building effective clinical teams in healthcare. *Journal of Health Organization and Management*, 26 (4), 428–436.

Jelphs K and Dickinson H.(2008) *Working in Teams*, Policy Press, London.

West MA and Markiewicz L.(2004) *Building Team-based Working : A Practical Guide to Organisational Transformation*, BPS Blackwell, Oxford.

A range of research papers and diagnostic and development materials relating to team-based working can be found at www.astonod.com.

CHAPTER 6 変革のリーダーシップとマネジメント

Valerie Iles

London School of Hygiene and Tropical Medicine, London, UK

OVERVIEW

- 変革とは，計画的である，創発的である，自発的であるなどと表現することができる。
- それぞれの状況，組織，システムに即して変革のリーダーシップとマネジメントのアプローチが必要とされる。
- 変革の文脈は，「既知のもの」，「知ることができるもの」，「複雑なもの」，「混沌としたもの」という4つの要素に分けることができ，それぞれ異なったアプローチが必要である。
- 行動することは，変革をマネジメントするスキルと同じくらい重要である。
- 変革をマネジメントするうえで効果的な行動として，気遣い，会話，相手への敬意，信頼性などが挙げられる。

はじめに

変革を行うために「最良の」単一の方法はない。あなたが選択するアプローチは，変革の性質，関与する人々やその職業，文脈に依存するはずである。本章では，変革のリーダーシップとマネジメントに関する基本原則に着目する。

変革について考える

変革について考える方法の1つは，それが計画的か，創発的か，自発的かを検討することである。

計画的な変革 planned change

計画的な変革は，初期分析から変革すべき課題，行動計画，実施プログラムへとつながっていく。変革完了時には，それはレビューまたは評価の対象となる。計画された「線形」の変革モデルは，それが最も有用でない状況においてもよく用いられている。このような傾向に対処することは難しく，リーダーは，計画をよく知らない人や不快に思っている人の考えを変えてもらうために別のアプローチをとるとともに，計画的な変革の内容を伝えられるようになる必要がある。

John Kotter（1995）が開発したモデルは，組織の変革を計画する際に広く使われている（**Box 6.1**）。このモデルは，8段階のプロセスの繰り返しによる計画的な変革を支援する。つまり，以前のステップを繰り返し行う必要がある。このモデルは，なぜ，変革のプロジェクトがうまくいかないのか，その原因はどこにあるのかを調べるのにも役立つチェックリストとなっている。

Box 6.1　変革を成功させる8つのステップ

1 危機意識を高める：これにより変革の必要性とすぐに実行する重要性を理解させる

2 変革推進チームを作る：チームには，変革を導く権限をもつステークホルダーが含まれる

3 ビジョンと戦略を立てる：変更努力を指示する際に有用である

4 変革のビジョンを周知する：可能な限り広く行い，変革のリーダーは変革をモデル化する必要がある

5 メンバーが行動しやすい環境を整える：障害を取り除き，システムと構造を変革し，関係者を励ます

6 短期的な成果を生む：変革が可能であると認識できる，小さいが目にみえる成果を生む

7 結果を統合し，さらなる変革を生み出す：変革を実行するには，より多くの人が必要になる可能性がある

8 新しいやり方を文化として根づかせる：この変革はもはやプロジェクトではなく，「ここでのやり方」となる

出典：Kotter（1995）

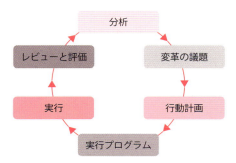

図 6.1　計画的な変革

創発的な変革 emergent change

ここでは，変革のリーダーは，真正性 authenticity と直感 intuition を兼ね備えた人々と協力する。このような人々は，真正性と直感に基づいて組織を理解して俯瞰することができる。すでに進行中の変革への方向性を示す行動パターンが確認され，推進される。計画的な変革は形式知（完全に言語化された知）で進む一方で，創発的な変革には暗黙知も利用される。

自発的な変革 spontaneous change

システムがほとんど自己組織化している場合，外部からの介入はしばしば意図しない結果につながるか，既存のダイナミクスの抵抗によって打ち負かされる。ここで変革のリーダーは，システム内の要素（人など）の関係性に焦点を当て，総括的な分析結果や個々の事例ではなく，行動に焦点を当てるべきである。

変革のさまざまな文脈（コンテクスト）

変革の文脈に応じて，どのアプローチを使用すべきかに関して慎重に考慮する。Snowden と Boone（2007）は，以下の4つの領域で革新と変革に取り組むことができるとしている（第8章も参照されたい）。
- 既知のもの
- 知ることができるもの
- 複雑なもの
- 混沌としたもの

既知のもの the known

この領域には明確な因果関係がある。A は B を引き起こす，B を達成したい場合には A を行い，B を達成するには A が X または Y より優れているかどうかを調べることができる。「既知のもの」の領域を扱う際には，リーダーは，データを検知し，それを分類し，ベストプラクティスの予測モデルとなる効果的な方法を確保する必要がある（図 6.1）。この変革のアプローチには，誰もがなすべき唯一最良の方法が存在する（Box 6.2）。

> **Box 6.2　ケーススタディ：「既知のもの」を研究する**
>
> 糖尿病治療チームのリーダーが，新薬の検討を求められた。この新薬は，特定のインスリン処方を使用する患者の血糖値のピークとトラフを調節するように設計されている。リーダーは，患者の糖尿病を良好にコントロールするうえで新薬が以前の処方と比べて優れているかどうかを調べるため，無作為化比較試験への参加に同意した。

> **Box 6.3　ケーススタディ：「知ることができるもの」を探究する**
>
> 最近の病院調査では，special care baby unit（SCBU）*への入院の増加が強調されている［*訳注：日本では新生児集中治療室（NICU）がこれに該当する］。医療の質改善・安全管理チームは，これらの原因を精査し，助産師のサポートによる自宅出産を選択する女性が増えている状況が確認できた。チームは出産の場所を選択する女性の権利は支持するものの，この傾向と SCBU 入院増加には関連があるのだろうかと疑問に思った。そこで，両方のサービスに携わる医療従事者を対象に，妊婦の入院率と SCBU 入院に関するインタビューとデータ解析を含む臨床研究を行うことに決めた。

知ることができるもの the knowable

この領域にも因果関係は存在するが，おそらく時間的・地理的に距離があるために，あまり明確でない。この因果関係は，ごく一部の専門家にしか検知できない可能性がある。因果関係をより明確に解明するために，実験，事例検討，シナリオ立案などの分析方法がある。この領域で発揮されるリーダーシップは，難しい挑戦であることを理解し，情報をもっている少人数の個人による「寡頭政治」の型となる（Box 6.3）。

複雑なもの the complex

この領域には因果関係が存在するものの，因子の数と頻度，豊富さ，相互作用の予測不可能性があり，パターンが認識されることはあるが，容易に分類または予測できないことが多い。「既知のもの」と「知ることができるもの」の領域に関連する分析方法を使用することは不適切であり，因果関係が存在しないと示されることもあるため誤解を招く可能性もある。幅広い（おそらく革新的で従来にない）分析方法を使用する必要がある。この場合，用いられるのは，効果的な行政手続きと安全なガバナンスを実現し，適応可能なアプローチ（Box 6.4）を組み合わせた，最も効果的なリーダーシップスタイルである「創発」であり，それは効果的な管理手法と，権限があり適応力のある安全なガバナンスを兼ね備えるものである。多くの場合，この創発により，人々は複雑さに関与

> **Box 6.4　ケーススタディ：「複雑なもの」との関係**
>
> 病院長は，職員から職業的態度や行動に関する苦情を受けて，プロフェッショナリズムが組織内で徹底される必要があると判断した。スタッフが専門職としての役割や責任，関係性について理解しているかどうかを探るために，本音を話せる会議を開催した。このプロセスから生み出された結論ははっきりしなかったが，1年後に苦情が減少し，組織文化は著しく変化した。

する要因を把握し，各人が非常に身近な範囲ではあるが変革を起こそうとすることができる。

混沌としたもの（カオス）the chaotic

この領域では，認識可能な因果関係は見いだされない。システムが乱雑すぎて，変革に関する調査を行うことは時間的に不可能である。このとき，リーダーは，決定事項を即座に伝え，疑いなく行動に移せるよう，ヒエラルキーに沿って行動することが求められる。リーダーは，「既知のもの」，「知ることができるもの」，「複雑なもの」のいずれかの領域へと移動するために課題を「制御する」必要がある（Box 6.5）。

変革を導くアプローチ

本質的に変革が完全に「既知である」場合（すなわち，別の作業方法のほうがより良い結果が得られることが明らかである場合），計画的な変革が適している。変革の性質を「知ることができる」場合には，創発的な変革が適している。「複雑なもの」である場合には，自発的な変革を選択すべきである。保健サービスや医療機関の大幅な変革は複雑であり，これらの領域のうちの1つ，とりわけ「既知」の領域にはうまく収まらない。変革のリーダーは，3つのアプローチをすべて同時に使用する必要があり，**図6.1**に示したような明示的な，計画的な変革にこだわる必要はない。複雑さに関する詳細は第8章を参照されたい。

　計画的な変革，創発的な変革，自発的な変革をマネジメントするためのアプローチのマトリックスを**表6.1**に示す。効果的に変革を導くためには，このマトリックス内の各項目を厳密かつ有機的かつ創造的に使用する必要がある。しかし，臨床現場では次のような場合がある。

- 変革のリーダー個人は1つのアプローチを優先し，他のアプローチを軽視しがちである。仮定や判断を掘り起こす会話を通じて，異なる傾向をもつ人々のチームをより効果的に機能させることができる
- 各「ボックス」の創造的な能力の代わりに，認識できない組み合わせが使用される。各ボックスの内容を明確に吟味することでこれを防ぐことができる

> **Box 6.5　ケーススタディ：混沌とした状況を管理する**
>
> その地域最大の病院の救急科では，重大な事故への対応計画を策定していた。病院から約3km離れた場所で200人以上が死傷する列車の脱線事故があった。救急医は当初，災害の規模に圧倒された。しかし，病院経営者，上級医，救急車サービスが策定していた計画に従って連携して迅速に対応したことで，主要なスタッフが現場へ動員された。負傷者は迅速に検診され，地域内の最適な医療機関を受診した。最重症の患者だけが大規模病院に運ばれた。迅速で積極的な行動により，「混沌とした状況」から「知ることができる」または「既知のもの」へと状況を素早く変革することができた。

- 省察 reflection は通常忘れられており，効果的に変革を導く方法についての経験的学習はほとんど行われていない。省察の時間を確保するのは難しいが，責任を割り当てる目的ではなく，理解する目的で行われれば，省察は非常に価値のある投資である

変革を導く際に役立つ行動

変革のリーダーが効果的に機能するためには，適切な行動，分析，能力評価のツールが必要である。一方で，変革のリーダーには，医療に適したリーダーシップ行動と価値も求められる。

意識すべき点

患者や組織に有益な変革をもたらすためには，我々が意識している場合，つまり実行，行動と勇気をもって従事している場合に，その変革を起こす可能性が高くなる。変革を導く際には，他者の成長や習熟度に気を配る必要があることも多い。ここでの作業には，データの収集，スタッフの関心・熱意・性格についての把握，それらすべての組み合わせなどが含まれる。勇気ある行動により，変革の必要性をほとんど感じていない人と議論し，既存の問題について他者の意見を知り，自ら考えた解決策やアプローチへの挑戦や変革への準備をすることができる。したがって，どのような状況であっても，以下の自問を忘れないことが重要である。

- 私はここで十分注意をしたか？
- 私は必要なだけの仕事をしたか？
- 私には十分に勇気があったか？

simple hard（単純で難しいもの）に集中する

「コミュニケーション」という言葉を使用せず，「コミュニケーション戦略」について考えないと仮定してみよう。その場合には，代わりに以下のことについて考える必要が出てくる。

表 6.1　変革のアプローチ

	計画的な変革	創発的な変革	自発的な変革
全体的な アプローチ	分析，計画，実行する	パターンを発見する	事象，活動，行動が複雑な適応システムで相互作用から自発的に発生するのが観察される
変革の前	対処する必要のある重大な問題のリストを導く厳密な分析を行い，実行プログラムを開発する 主なスキル：分析と計算	「暗黙知」をもち，組織に対して真正かつ直感的に理解する人々と協力する。さまざまなアイデアを試してみて，組織の経験からパターンを探る 主なスキル：パターンの検出，真正性の特定	幅広い人と交流し，その相手に，自らの立場から貢献したり，分析やデザインの一翼を担っていることへの責任をもつよう促す 主なスキル：聞き取り，あいまいな状態と共存する
変革の途中	進捗状況を監視するための健全で実績のある方法を使用して，プログラムまたはプロジェクトをマネジメントする 議論には，コンプライアンス，マイルストーン，クリニカルパス，進捗報告，コンティンジェンシープラン（想定外への対応），業績管理が含まれる	実行計画との関連性がほとんどない，日常の決定をすべて行う 予期せぬ状況に対して最善の状態になるように，選択肢を挙げ，適切な機会を逃さない あらゆる知識や情報，暗黙知だけでなく形式知にも注意を払い，展開されている事象に意味をもたせる	変革プログラムの精神について他者を常に念頭に置き，他者のために言葉を尽くす。他者がこの計画の精神に基づいて行動できるよう助ける 求められる姿勢としては，注意力，柔軟性，積極的な姿勢および対応力が挙げられる
変革の後	実際の事象の結果を，計画時に想定された結果や計画に至るまでの分析と比較する。実際には，これは発展的目的（将来，より良い分析と計画が可能となる）または判断基準（パフォーマンス管理）となる可能性がある	ストーリーを述べる。いくつかの事象や意思決定を選択し，他のものを選択しないことによって，何が起こったのかを人々が理解しやすくする。ここで織り込まれたストーリーは，現実を正確に反映するのではなく，複数のステークホルダーに伝えることができるように単純化された，一貫した現実である。これは組織の歴史の一部分といった意義づけや，より長いナラティブ（物語）を生じさせる	事象やプロセス，時間が経つにつれて生じた行動や関係性を考慮して，実際に何がどのようにして起こったのかを理解するよう努める。これはシステムのダイナミクスをより良く理解し，将来の人々の反応に影響を与える開発プログラムの設計を可能にする

- 誰が，何を，誰から聞く必要があるか？
- 誰が，何を，誰に伝える必要があるか？
- 誰が，何を，誰に尋ねる必要があるか？
- 誰が，何を，誰と議論する必要があるか？

これには，「コミュニケーション戦略の開発と実行」とは別の行動とエネルギーが必要となる。これは，複雑で簡単なもの（complicated easy）ではなく，単純で難しいもの（simple hard）に焦点を当てているからである。

　単純化する（simple）には，何をする必要があるかについて明確かつ直接的に考え，どのように実行するかを注意深く考え，それを実行する勇気をもつことが必要である。コミュニケーション戦略を描くような複雑なこと（complicated）は，我々の知性の多くの部分を必要とし，それ以外のものはほとんど必要としない。複雑なもの（complicated）には「正しい」答えを導く分析や計算が必要であるが，単純なもの（simple）は実際には難しい（hard）。我々はそれを正しく理解することはでき

ないが，実際の診療ではそれほどできていないわけではない。我々は学び，成長することに喜びを感じる。いくつかの複雑な過程が必要であるが，成功を決定するのは簡単である。そしてしばしば，それは単に「コミュニケーション」である。

変革の手段としての会話

優れたマネジメントの本質は，単純で，共感的で，目的があり，継続的な会話である。日和見的かつ非公式なものでも，計画的かつ形式的なものであってもよい。重要なのは，人々のニーズ，熱意，願望を，組織の必要性と目的とともに集めることである。結果は優れたマネジメントにおける 3 つのルールから導かれる。

- 何が行われるのか，どのようになるかに関する共通の期待
- それを達成するためのスキルと資源があるという相互の確信

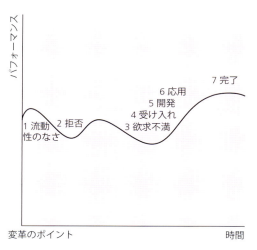

図 6.2　変革に対する感情的反応
出典：Hay（1996）より

- 物事がどのように進行しているかに関する継続的なフィードバック

変革は，複数の正式な議論と相互対話の結果として生じるが，そのほとんどは事前準備なく新規のものになる。

不確実性の尊重

おそらく，変革について考える際に最も価値のある立場は，不確実性の尊重である。言い換えれば，絶えず創造的な視点で，疑問をもってシステムをみることである。変革をもたらすためには，過大なリスクを負うことなく，一方で現状を良しとして変革をしないことでもなく，実行することが重要である。関係者が作り上げてきた組織のミッションと発展してきた過程が重要となるため，彼らに敬意を払うことも必要となる。しかし，同時に，変革のリーダーは，これらを最良または唯一の方法であるとする確信に挑戦し，人々に他の選択肢を検討する能力と意欲をもてるという自信を示すことができる。

選択肢を意識する

誰もが，作業に取り組みやすいよう決まった手順をもっている。日々存在するすべての選択肢を意識的に選んでいては，我々は機能しえない。したがって，多くの選択肢は潜在意識レベルで作動する。変革は，体が自然に動くように行っていることとは別のやり方をしなければならない場合があり，変革が肯定的で歓迎されたとしても，すべての変更（例えば，新しい仕事の開始）を人々の意識に上らせなければならない。人々の変革に対する感情的反応は，変革のリーダーが適切に対応し，彼らを支援するのに役立つ（図 6.2）。変革のリーダーが強引なアプローチを強要すると，モチベーションと好意が損なわれる可能性がある。より軽く，支持的な内容で，さり

Box 6.6	**市場取引としてのケアと「ギフト経済」**
市場取引の一環としてのケア	**医療経済の要素を考慮したケア**
ケアの対象としての患者やサービス	ケアの内容としての患者やサービス
客観性や測定可能な活動に焦点を当てる	主観的判断，知恵，沈黙の重要性を容認する
医療従事者とサービスは没個性化した生産単位とみなされる	患者と医療従事者の出会いは重要な意味をもつ

げない活動や穏やかな質問をすることで，人々に一定の意思決定を促し，変革の可能性を促すことができる。

他者にとって重要なことを話す

とりわけ，他者と関わるときには，彼らにとって重要なことを話す必要がある。仮に医療の文脈を市場として扱い，効率的な取引を単純に主張するとした場合，価値の総量を体系化でき，現場の結果や成果の不適当な変動を減らすことができる。しかし，我々はまた，例えば医療提供者と医療受給者の間に「ギフト経済」の要素があるように，医療の人間的側面を重視する人々を排除することになる。効果的な変革のリーダーは，両者のケアを1つのまとまりとして奨励し，実証する（Box 6.6）。

あなたらしく行動する

変革をもたらすためには連携が英雄主義よりも重要である。変革のリーダーは新しい技術を得るために快適な領域の外側に出たいかもしれないが，常に他者と調和していなければならない。特に以下の点が重要となる。

- きつい内容を言うとき，穏やかに言う方法をみつける
- 課題をできるだけ細かく分割する
- あなたをサポートし，ともにチャレンジしてくれる仲間を探す

まとめ

変革のリーダーには，さまざまなスキルや行動が求められ，その多くは後天的に習得可能である。本章では，2つの観点から変革のマネジメントを概観した。第1に，計画的・創発的・自発的な変革，第2に，革新性という観点からの変革である。最も重要なこととして，効果的な変革のリーダーは，常に臨床と変革とのつながりを模索しながら，事例を示し適切で正しい行動により導いていくことを強調した。あなたが医療を提供するときに変革を導きさえすればよい。そうすれば変革を導く具体的な方法をみつけられることだろう。

文献

Hay J.(1996) *Transactional Analysis for Trainers*, Sherwood Publishing, Watford.

Kotter JP.(1995) Why transformation efforts fail. *Harvard Business Review*, March–April, 59–67.

Snowden DJ and Boone ME.(2007) A leader's framework for decision making. *Harvard Business Review*, 85（11）, 68–76.

参考資料

Iles V.(2005) *Really Managing Heath Care*, Open University Press, Milton Keynes.

Iles V and Ahluwahlia S.(2015) Clinically-led or clinically fronted. *British Journal of General Practice*, 65（630）, e55–e57.

Iles V and Cranfield S.(2004) *Developing Change Management Skills*, SDO, London.

Mintzberg H and Ghoshal S.(2002) *The Strategy Process*：*Global Edition*：*Concepts, Contexts, Cases, Prentice Hall*, Harlow.

CHAPTER 7

組織のリーダー

Stuart Anderson
London School of Hygiene and Tropical Medicine, London, UK

OVERVIEW

- 医療現場のリーダーの主要な任務には，ビジョン（方向性）の提示および戦略の策定が含まれる。
- 組織文化を形成するうえでリーダーシップはきわめて重要である。
- 変化し続ける文化にとって，組織風土の評価は必要不可欠な条件である。
- 医療機関では，医療現場のリーダーは多様な視点によって生じる物事の多義性や課題を認識する必要がある。
- 組織のリーダーにとってリフレーミング（枠組みの見直し）は強力なツールである。
- 複雑に相互依存している医療システム全体においてリーダーシップが，医療現場のリーダーに新たに求められている。

医療における組織展望

医療は，規模・目的・財源が大きく異なるさまざまな組織から提供されている。実際のところ，医療は，1つの団体のみにとどまらず複数の組織が連携して提供されるものになりつつある。21世紀のpopulation health（地域保健）のニーズに応えるため，医療提供者は，最も経験豊富な管理者（マネジャー）や臨床家のリーダーシップのもとで地域の統合ケアシステムを形成する必要があると広く考えられている。本章では，医療機関およびその機関が属しているシステムの両方を率いる医療現場のリーダーたちが直面している問題，またそれに対する取り組み方や課題を紹介する。

　組織は多様な視点・立場によって構成されているため，医療現場のリーダーはその多義性を認識する必要がある。医療は，家庭医療，地域医療，病院，公的機関，民間機関，自治体などのさまざまな団体により，さまざまな環境下で提供される。政治的・経済的な力のある新しい形の社会経済組織が現れており，それらは既存の階層や市場の間で「公共的」な範囲内でさまざまな位置に存在している（Anderson 2012）。このような組織形態は，戦略的提携や動的ネットワークdynamic network，付加価値をもたらすパートナーシップなどと呼ばれている。

使命，戦略，ビジョン（方向性）

医療現場のリーダーの役割として，**ビジョンvision**を提示すること，そして組織が成長しうまく機能するための文化を構築することが挙げられる。ビジョンを明確化するためには，組織の**使命mission**とそれを実現するための**戦略strategy**に一貫性がなければならない。使命，戦略，ビジョンはそれぞれの組織が抱える問題に対処し，異なる時期に効果をもたらすものである（**表7.1**）。

　組織の業績に影響を及ぼす社会的，政治的，経済的，

表7.1　使命・戦略・ビジョン

概念	扱う問題	時間枠（タイムフレーム）
使命	この組織の存在意義は何か	綱領（ミッションステートメント）により組織の存在目的を簡潔に説明する
戦略	この組織はどのように使命を果たすのか	一般的に3〜5年先を見通し，外部の環境要因や影響を考慮して繰り返し改善する
ビジョン	この組織は将来どこを目指すのか	さらに先の未来に焦点を当て，組織の目指す場所，方向性，または取り組むべき課題を示す

出典：Coghlan and McAuliffe（2003）

技術的な環境の側面は，外的環境と呼ばれる。外的環境には，政治的な優先課題や法改正はもとより，経済的制約やメディアで報道されている健康への不安なども含まれる。医療現場のリーダーは，外的環境を制御することはほとんどできないが，時としてそれを予想し，利用可能な資源が効率的かつ効果的に使用されているかを確認し，支援的で迅速に反応する組織文化の形成に努めることは可能である。

組織文化

組織文化 organizational culture には多くの定義がある。例えば「この組織での習慣」，「組織を社会的・規範的にまとめるもの」，または「メンバーによって共有され，時間の経過とともに進化した意義，考え，シンボルの集まり」などといわれてきた。文化とは，人間の行動や社会システムを通じて姿を現すものである。cultural web（文化が織りなす網）(Johnson et al 2010)では，その中核に「パラダイム」が存在しており，これは「集団的経験をもとに，ある状況を理解させ起こすべき行動を想起させる，(その集団で)当然と考えられる仮定および確信」と定義されている（**図 7.1**）。cultural web の鍵となる要素を **Box 7.1** にまとめる。

権力，権限，影響力

医療現場のリーダーはかなりの権力と権限および影響力を発揮するが，それらを効果的に行使するためには，それぞれの違いと性質，また各々の本質を理解する必要がある。

権力 power とは，ある個人が特定の社会制度内で他人を支配する力の程度である。例えば，A が B より権力をもつとき，A は B に対して，たとえ B がやりたくないことでも強要することができる。組織内の権力は，意外な仕事（例えば，勤務当番表コーディネーターや交換機オペレーターなど）にも与えられている。

権限 authority とは，積極的または受動的な同意によって個人，団体または機関に付与される力である。Weber (1958) は，支配 authority の正当性の根拠として 3 種類の型を特定した。合法的支配（看護部長など），伝統的支配（大学の学長など），そしてカリスマ的支配（才能豊かで外交的な同僚など）である。

影響力 influence は，権力と権限の両方が行使された結果として生じるものである。同時に他人の行動や世界観が影響を受けるような，暗黙の，または明白な内々のプロセスでもある。

リーダーにとって，いつどこで権力を行使できるのか，特定の組織環境内でどのように権力が働くのか，さらに他者が行使するさまざまな種類の力を認識すること

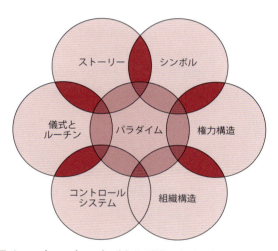

図 7.1 cultural web（文化が織りなす網）
出典：Johnson et al（2010）

Box 7.1 cultural web（文化が織りなす網）の要素

ルーチン routine：日常的な「我々のここでのやり方」を指す。長い歴史がある場合や，組織間で共通している場合もある。ルーチンは組織の円滑な運営を維持するのに役立つが，普遍化しているため変更するのは難しい。

儀式 ritual：その文化において特に重要なことを強調したり際立たせたりする活動や出来事。例えば，インタビューパネル，昇進および評価方法，トレーニングプログラムなどが該当する。儀式は，仕事後のパブでの飲酒など，非公式の活動の場合もある。

ストーリー story：組織のメンバー同士で，あるいは外部者や新入社員に，個人的またはソーシャルメディアを通して話すこと。成功と失敗，ヒーローと悪者に関する話題が一般的である。組織内で重要なことを知らせる方法にもなりうる。

シンボル symbol：機能的な目的以外の意義を設定・伝達したり維持したりする，モノ，出来事，行為，または人々のこと。例えば，オフィスやオフィス・レイアウト，車，役職など。これらはすべて機能的な目的をもっているが，それと同時にステータスや階層を表すシンボルでもある。

権力構造 power structure：組織内で権力をもつ集団は，組織の核となる仮定および信念と密接に関連している可能性が高い。従来の戦略が徐々に効果を失うような組織では，上級管理職が，古くからの方法に固執している場合が多い。

組織構造 organizational structure：通常は権力を反映し，重要な役割と人間関係を示す。階層構造においては，トップマネジャーが戦略を練り，他の人はその命令に従うことが強調されがちであるが，成熟した階層のない組織においては，競争よりむしろ共同作業のほうが重要だとされている。

コントロールシステム control system：評価および報酬システムをみると，組織が何を重点的に管理すべきだと感じているかがわかる。公的機関は，サービスの質よりも財務管理を重要視するよう指導されるため，おのずと処理手順を重んじるようになる。

は非常に有用である。権力にはさまざまな形態があり，例えば，コンサルタントが若手スタッフに対して行使する階層的パワーや，内科や外科のサブスペシャリティの違いによって，または医師と他の職種との間で行使される地位による権限などが挙げられる。有能な医療現場のリーダーは，医師や管理者，財務責任者など，それぞれ権力をもつ人々の間の緊張感をうまく管理している。しかし，それと同時に，リーダーは自身の行動したこと・しなかったことが，他者の行動や信念に対してどれだけの権力や影響力を及ぼしているかに気づいていない可能性もあるだろう。

組織構造

組織構造 organizational structure とは，「仕事と労働の正式な区分け，および組織の活動を調整したりコントロールしたりする関係の正式な様式」（Bratton 2015）を指す。

多くの場合，組織の構造は組織図という形で表され，組織の複雑さ，形式化，集中化といった多くの側面を包含している（Box 7.2）。

医療現場のリーダーにとって，組織の構造を理解することが非常に重要であるのは，その成果が多大な影響をもたらすためである。過度の専門化は非効率につながる可能性があるが，形式化が不十分であっても本質的な仕事が滞ることになる。また，集中化はモチベーションレベル，仕事の満足度，職場での関係に重大な影響を及ぼしうる。

Mintzberg（1979）の組織論によると，医療機関は，熟練した知識豊富なスタッフがサービスの提供を強力にコントロールする「専門家官僚制」として機能している。専門家官僚制では，どのスタッフも外部の専門家集団に

よって調整・規格化された仕事に携わる。それとは対照的に，「機械的官僚制」では，組織が強力かつトップダウンの管理構造によって手順やプロセスを強制する。専門家官僚制では，分権化された逆の権力構造をもっているため，現場の職員は，サービスを行う指揮権のある管理職の立場よりも決定権をもっている。このようなシステムでは，サービス管理者の影響力は制限され，すべての層の臨床家がリーダーシップを取る必要性が強調される。

組織風土

組織内で働く人々は，組織の風土をさまざまな方法で認識する。スタッフの感じる職場環境は組織風土と呼ばれ（Patterson et al 2005），組織の背景と行動の間に介在する変数として知られている。組織風土は，組織のイベント，慣行，手続きに関するスタッフの共通の認識である。個人レベルの分析（心理的風土といわれる）では，スタッフが作業環境をどのように評価し，意味づけているかを示す。組織文化が「ここでのやり方」を問う一方で，組織風土は「この職場はあなたにとってどうか」を問う。

組織風土には，Litwin と Stringer（1968）が独自に作った特徴があり，年月を経て多少変更されている。これらを**表 7.2** にまとめる。肯定的な組織風土は，業績と強く相関している。組織風土に対するさまざまなリーダーシップの型の効果に関する詳細は，第3章を参照されたい。

リーダーは，組織風土を精査することによって，組織文化についての洞察を得ることができる（Box 7.3）。例えば，「管理者は，多くの場合スタッフに意思決定を行わせる」，「スタッフは他の診療科に懐疑的である」，「こ

Box 7.2　複雑さ，形式化，集中化

複雑さ complexity：組織における差異の程度。これは労働分業の指標であり，組織内の専門分野だけでなく，階層内のレベル数（ピラミッド型またはフラット型など）などの構成も含まれる。

形式化 formalization：組織内の仕事と仕事の標準化の程度。これは，一定の規則と手順で作業が管理される範囲である。職員が自らの判断を自由に行う自由度が高ければ，形式化の程度は低い。これは，組織内と組織間で大きく異なる可能性がある。

集中化 centralization：意思決定が組織の一点に集中する度合い。意思決定が行われる組織内のレベルを同定することができる。階層の下位にいる人の自立性が高いほど，分権化の程度も高くなる。

出典：Bratton（2015）

表 7.2　組織風土の特徴

特徴	肯定的な風土をもつ組織では……
柔軟性	不要なルール，ポリシー，手順はなく，新しいアイデアは容易に受け入れられる
責任	従業員には，誰にも許可を求めずに仕事を達成する権限が与えられる
基準	従業員と組織には，挑戦的ではあるが達成可能な目標が設定されている
報酬	スタッフが良い働きをすれば評価され，それに応じて報酬を与えられる
明快さ	自分が何を期待されているかを誰もが認知している
チームへの貢献	皆が組織の一部であることを誇りに思っている

Box 7.3　ケーススタディ：組織文化を変えるために組織風土を利用する

ある医療現場のリーダーは，最近入職した病院について同僚からこう聞かされていた。この病院では，各科が協力し合い，情報が広く共有され，人々が常に新しい問題解決方法を模索している，オープンで透明な文化をもっている，と。

しかし，1週間ほどかけて，さまざまな科を訪問してスタッフと会話したところ，病院の文化とスタッフの上級管理者の見解の間に大きなギャップがあることがわかってきた。彼女は，組織風土用の尺度（organizational climate measurements）を用いて，すべてのスタッフの認識を調査することにした。すると，実際には，多くの人々が他の診療科に懐疑的であったこと，コミュニケーションがとれておらず，ほとんどのマネジャーが新しいアイデアを試そうとしていないことが明らかとなった。彼女は調査の結果を上級管理者に報告した。そして彼らに，実情を理解し病院の文化を一定の水準に戻すため，一連の措置をとるよう求めた。

こでは新しいアイデアが直ちに受け入れられる」などの設問に対して，スタッフは一般的に「まったくそう思わない」から「とてもそう思う」までの範囲で回答を求められる。

組織のリフレーミング

我々は皆，それぞれの経歴，訓練，経験に基づいて世界をみている。BolmanとDeal（2008）は，リーダーが最も陥りやすいのは，同僚たちがさまざまな基準によってそれぞれ異なる部分を重要視して物事を判断するために，自身も限定的で，しかも間違った見方に固執することであると指摘する。そのため，リーダーは，自分が直面する問題を解決したりチャンスをつかんだりするうえで重要な要素を見逃すことがよくある。危険なのは，一部の手がかりにのみ焦点を当て，それが従来のパターンに該当しなくても無理やり当てはめようとすることであ

る。

そのような問題が起こったときは，状況を慎重に，そしてさまざまな角度からみるための意図的なプロセスであるリフレーミング reframing を用いて対処する。すると，他の見方や解釈を考慮し，意味を付与するプロセスについてより注意を払うことが可能となる。BolmanとDeal（2008）によると，我々は4つの異なるレンズやフレームを通して組織をみることができるとしている。すなわち，構造的フレーム，人的資源フレーム，政治的フレーム，象徴的フレームである（Box 7.4）。有能なリーダーは，組織を柔軟にとらえることができ，1つの見方が適切でない場合にフレームを切り替えることができる。

医療システムを導く

持続可能な保健医療の未来は，医療機関同士の連携，医療と社会的ケア，第三セクターや民間セクター，さらには他のサービスとの連携にかかっていると考えられる。「統合されたケア integrated care」という用語は，患者のニーズに焦点を当てた統合型の価値の高いサービスを指している（Shaw et al 2011）。このような複雑なシステムをまたいでリーダーシップを発揮することは，医療現場のリーダーにとって新しい役割であり，多くの場合，個別の組織を率いることと並行して行わなければならない（Fillingham and Weir 2014）。ここでの課題の1つは，このような複雑な統合ネットワークを導くためには，上からの指示や規制に基づいた階層的なリーダーシップスタイル（現時点の医療で主要なスタイル）はふさわしくない点である。システムのリーダーは，複数で共有され，協力的で人を引きつける存在であり，そのため新しいスキル，知識，および行動が求められている。

Box 7.4　組織のリフレーミングとリーダーシップタスク

構造的フレーム：一貫した規則，役割，方針，手順によって適切な組織構造を構築する。

人的資源フレーム：人間性の複雑さを認識し，創造性，満足度，生産性を高める労働環境を作る。

政治的フレーム：優先事項の対立や権力闘争につながるような，あらゆる種類のこだわりに起因する紛争（コンフリクト）を管理する。

象徴的フレーム：組織の目的や価値をまとめたり，多勢の活動をつなぐシンボルを定めたりするような文化を醸成する。

出典：Bolman and Deal（2008）

Box 7.5　システムのリーダーシップに関する考察

- システムのリーダーシップを取ることは容易ではない
- システムのリーダーシップには，目的の一貫性と柔軟性の両方が必要である
- 結果を出すには時間がかかる
- システムのリーダーシップは，意思の結託から始まる
- 安定したコアリーダーシップチームが必要である
- 患者や介護者の意見は，設計の変更を進めるうえで非常に重要である
- システムのリーダーシップには，変革の根拠が必要である
- 最大限に成功するためには，権限を委譲する必要がある
- 財政面からも，システムのリーダーシップをより機能させるべきである
- リーダーを育成するための取り組みはまだ不十分である

出典：Timmins（2015）

また，システムのリーダーシップには柔軟性が求められ，さまざまな状況下で特定の組織の内と外いずれにもあらゆる段階に存在する可能性がある。そのため，リーダーに最も重要なのは，目的意識をもつこと，価値に基づいていること，辛抱強いことである（Box 7.5）。

文献

Anderson SC.(2012)Public, private, neither, both? Publicness theory and the analysis of healthcare organisations. *Social Science and Medicine*, 74（3）, 313–322.

Bolman LG and Deal TE.(2008) *Reframing Organisations*：*Artistry, Choice and Leadership*, 4th ed, Jossey-Bass, San Francisco.

Bratton J.(2015) *Introduction to Work and Organisational Behaviour*, 3rd ed, Palgrave Macmillan, Basingstoke.

Coghlan D and McAuliffe E.(2003) *Changing Healthcare Organisations*, Blackhall Publishing, Blackrock, Ireland.

Fillingham D and Weir B.(2014) *System Leadership*：*Lessons and Learning from AQuA's Integrated Care Discovery Communities*, King's Fund, London. <https://www.kingsfund.org.uk/sites/default/files/field/field_publication_file/system-leadership-october-2014.pdf>(accessed 12 February 2019).

Johnson G, Whittington R and Scholes K.(2010) *Exploring Strategy*, 9th ed, Financial Times/Prentice Hall, Harlow.

Litwin GH and Stringer RA.(1968) *Motivation and Organizational Climate, Division of Research*, Graduate School of Business Administration, Harvard University, Boston.

Mintzberg H.(1979) *The Structuring of Organisations*：*A Synthesis of Research*, Prentice Hall, Englewood Cliffs.

Patterson MG, West MA, Shackleton VJ et al.(2005) *Validating the Organisational Climate Measure*：*links to managerial practices, productivity and innovation*. Journal of Organisational Behaviour, 26, 379–408.

Shaw S, Rosen R and Rumbold, B.(2011) *What is Integrated Care? An Overview of Integrated Care in the NHS*, Nuffield Trust, London. <https://www.nuffieldtrust.org.uk/files/2017-01/what-is-integrated-care-report-web-final.pdf> (accessed 12 February 2019).

Timmins N.(2015) *The Practice of System Leadership*：*Being Comfortable with Chaos*, King's Fund, London. <https://www.kingsfund.org.uk/sites/default/files/field/field_publication_file/System-leadership-Kings-Fund-May-2015.pdf>（accessed 12 February 2019）.

Weber M.(1958) The three types of legitimate rule. Berkeley Publications in Society and Institutions, 4(1), 1–11. Translated by Hans Gerth.

参考資料

Ham C.(2015) *Local Systems of Care*：*One of the Solutions to the Challenges Facing the NHS*, King's Fund, London. <https://www.kingsfund.org.uk/blog/2015/06/local-systems-care-one-solutions-challenges-facing-nhs> (accessed 12 February 2019).

Yukl G.(2012) *Leadership in Organizations*, 8th ed, Pearson Prentice Hall, Upper Saddle River.

CHAPTER 8 複雑な環境を率いる

David Kernick[1] and Tim Swanwick[2]
[1] St Thomas Medical Group, Exeter, UK
[2] Health Education England, London, UK

OVERVIEW

- 複雑性理論から得られる見識は，医療システムのようなあいまいで矛盾に満ちた環境を統括するリーダーに有用な代替フレームワークを提供してくれる。
- 綿密な計画とトップダウンの指揮系統は，複雑なシステムにおいては役に立たないかもしれない。
- 複雑なシステムは非線形であり，何かを創発することは確実であるにもかかわらず，それが何であるかは不確かである。
- 複雑なシステムを率いるリーダーには，さまざまな介入方法が用意されている。
- システムのリーダーシップには，技術的なスキルと順応性の両方が必要である。
- 複雑なシステムの活動は，短期的な社会的プロセスに注目することによって大きな影響を受ける可能性がある。

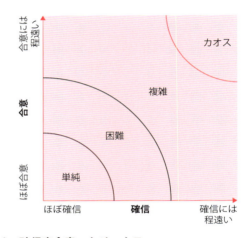

図8.1 確信度合意マトリックス
出典：Stacey（2001）

はじめに

病院や医療などの動的な人間のシステムは安定性を求める傾向があり，その一方で，構成メンバーは絶えず個々の課題を追求し，常に変化する環境に適応する新しい方法を探し試行錯誤を重ねている。このスペクトルの最端には秩序が存在し，その反対側はカオスである。我々のほとんどはこの秩序とカオスのはざまに存在し，複雑な環境下で働いている。Stacey（2001）は，この複雑な領域が生じるのは未来の不確実性が非常に高く，将来の道筋について取り決めがない場合であると述べている。

Staceyの確信度合意マトリックス（**図8.1**）では，**単純 simple**，**困難 complicated**，**複雑 complex**，**カオス chaotic** の4つの思考領域が提示されている。リーダーが合理的な変革や意思決定を目指すとき，将来の展望についての妥当な取り決めと，結果として起こることに対する確信が必要となる。適応力のあるリーダーは「複雑」の領域に置かれても落ち着いており，「カオスとの境界」をかき乱すことで変革を生じさせる。彼らは，どんな変化が起こるか正確には分からないものの，何かが創発されることを知っているのである。他の多くの学者と同様に，Staceyは，この領域で働いているとき（我々のほとんどがそうである），独自のマネジメントの原則が適用されているため，組織は「複雑なシステム」とみなされるとしている。

SnowdenとBoone（2007）は，これら4つのゾーンの他にCynefin（クネビン）フレームワークと呼ばれるモデルを開発し，リーダーやマネジャーが何かを判断したり，問題を解決したりする方法を示した（**図8.2**）。単純（既知の事柄）の領域では，システムが整っているため人々は何をすべきかとその方法をはっきり理解している。困難の領域では，周りに尋ねれば，すべきことやその最善の方

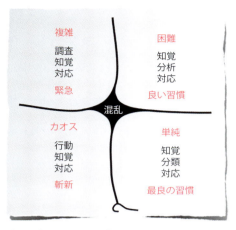

図 8.2　文脈が異なればアプローチ方法も異なる
出典：Snowden and Boone（2007）

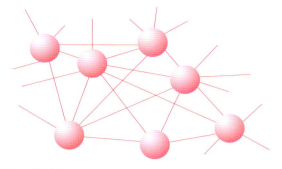

図 8.3　複雑なシステム
1つの要素が変化すると他のすべての状況が変化する。

法を「知ることができる」が，複雑の領域では，パターンを探したり質問したりするしかない。カオスの領域では，まったく独特な問題が存在し，独特な方法でしか解決することはできない。つまり，そこは医療機関が安全に運営できる場所ではないため，リーダーにとって最善の戦略は，速やかに事態を収めるべく行動し，混乱状態をできるだけ早く「複雑」な状態に移行することである。変革に関連したこれらのアプローチに関する詳細は第6章を参照されたい。

複雑なシステムとは何か？

複雑なシステム complex system とは，ある要素の文脈の変化が他のすべての要素の文脈を変更するような方法で情報交換をするネットワークである（**図 8.3**）。繰り返し起こる負（減衰/安定）および正（増幅/不安定）のフィードバック動作は非線形性を生じる。これは，1つの領域の小さな変化（例えば，救急部門のすべての患者の待ち時間を4時間とする目標を設定する）がシステム全体に大きな影響を与えること（**バタフライ効果 butterfly effect**），または逆に大きな変化がほとんど影響を及ぼさないことを意味する。複雑なシステムは，個々の部品レベルに分解したり，未来を予測または制御することによって分析したりすることはできない。この点は，困難なシステムとは対照的である。困難なシステムでは，部分的な構成要素の分析により動作が判断でき，その動作は線形性のため予測可能である。

複雑なシステムには，その内容と構成に応じて多くの理論的アプローチが存在する。人間の組織はしばしば「複雑な適応システム」とみなされ，ある要素による情報処理の方法は，時間とともに他の要素や環境から学習し，新たに適応するため変化していく。複雑なシステムのいくつかの重要な特徴を **Box 8.1** に示す。

> **Box 8.1　複雑なシステムの特徴**
>
> - 複雑なシステムは，互いに作用し合う多くの要素から構成されている。ネットワーク同士のつながりが豊富だと，システムを通じてコミュニケーションをとることができるが，途中で修正される可能性がある
> - 複雑なシステムの境界を特定することは困難である。境界はしばしば，システム固有の特性というより，観察者の要求または偏見により定められる
> - 複雑なシステムではそれまでの歴史が重要であり，将来の行動を決定しうる
> - システムは構成部品の集合体とは異なる。システムを部品レベルに分解するような分析方法で理解することは不可能である
> - 複雑なシステムの働きは，外部からの指示や内部統制の存在ではなく，地域レベルでの要素の関わり合いによって進化する。この特性を**創発 emergence** と呼ぶ
> - 創発は，構成要素の分析では予測できなかったシステム動作のパターンであり，外部からの刺激を受け，それに順応し自己組織化する柔軟性をシステムに与える
> - 複雑なシステムでは，システムを安定させる繰り返しパターンがあり，それはアトラクター（平衡点）と呼ばれる

医療を複雑なシステムとみなすことは有益である。なぜなら，最終的に目標とされる「健康」という製品はその性質上，物議を醸すものであり，さらに医療と健康との関係は得てして希薄だからである。医療の消費者は受け取った製品を完全には理解しておらず，マネジャーは，自らが監督するシステムについて十分な知識をもっていない。医療専門家は高い主体性と自律性をもっており，また医療専門家と患者との間には擁護，信頼，共感など独特な関係性があるため，予測不可能なことが起きるのである。

「複雑性」を見通す力が医療現場のリーダーに有用な理由

複雑性を見通す力は，組織を新たな角度からとらえることを可能にする。従来の視点との基本的な違いを **Box**

Box 8.2　従来の組織への視点と複雑な組織への視点

従来の組織への視点	複雑な組織への視点
マネジャーが戦略を管理・推進することに重きを置いた，論理的な分析プロセスによって物事が決定される。新しいアイデアを生み出すことは専門家の仕事である	探索的および実験的プロセスによって物事が決定される。直観と推論が推奨される。誰もが新しいアイデアを生み出すことができる
専門家とリーダーが主体である	学びと開発のためのよい環境を作ることを重要視する
他の場所でうまく機能しているプロセスを複製した，目標設定のための戦略的計画が重要である	現在の時と場所に重点を置く。ローカルな構造，プロセス，様式が重要とみなされる
構成部品の分析を通して組織を理解する	全体論的な視点。組織は，パーツの集合体とは異なる
評価とシステムの定量化を重視する	評価においては質的側面が重要である。過程の要素は学習プロセスの一環として重要視される
問題が「困難」であっても合理的な意思決定を目指し，不確実性とあいまいさを減らす	あいまいさがもつ創造的可能性と対話による解決の重要性を認識する
チームは永続的であり，階層的な報告構造の一部である	チームは，非公式で，自発的で，期限つきの存在である。誰が参加し，活動の範囲がどこまでであるかは参加者次第である。自己組織化ネットワークに焦点が当てられ，協力と競争の両方の重要性を認識する
マネジャーは関係者を決め，境界を設ける	
強く共有される文化に基づく組織	文化によって刺激を受け，形づくられた組織

出典：Kernick（2004）より

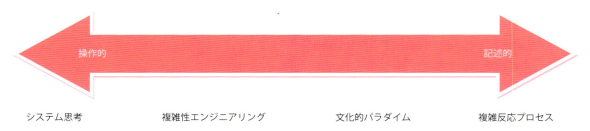

図 8.4　複雑なシステムの導き方

8.2 にまとめる。

近年の医療では，リーダーは個々のパーツではなくシステム全体のことを考えるべきであるという，いわゆる**システムアプローチ** systems approach が強調される傾向にある（Timmins 2015）。実際，システムを動的で進化していくものととらえること自体が介入であるともいえる。複雑なシステムでは，リーダーがシステムの外部に立ち，あらかじめ定めた目標にシステムを導いていく能力に応じて影響力が働く。要するに，これらのアプローチは，操作的なものから記述的なものまでを網羅している（図 8.4）。

システム思考 systems thinking（Checkland 1981）ではリーダーとマネジャーはシステムの外部に位置する。外部からなら，彼らは冷静にシステムがどう作用しているかを分析しモデル化することができる。すると，大部分が予測可能な未来の範囲内で，望んだ目的に向けてシステムを設計するための適切な介入方法を選ぶことが可能となる。その後，リーダーは結果を振り返り，効果を分析し，次の介入に活かす。医療やその他の分野に関する政府の施策は，このような形で行われることが多い。

複雑性エンジニアリング complexity engineering ではシステムを目的の方向へ誘導するために，リーダーはシステム理論と複雑性の見識に没入する。重要視されている点は，簡単なルールの特定と更新およびシステムアトラクターの調整，さらには小さな変化がシステムの道筋を変えてしまうような，組織の転機を特定することである。Axelrod と Cohen（2000）は，内部プロセス，特に変化やシステム主体同士の相互作用を促し，選択圧をかけることに注目するべきだと示唆している。

文化的パラダイム cultural paradigm では，文化とは，「新しく組織に加わった人物へ伝えられたり，経営者が意思表示したり，組織内で話されたり，言い伝えられたりして伝達される，その組織を特徴づける価値観や信念」と定義される（Schneider and Barbera 2014）。組織文化は「ここでの我々のやり方」であるから，およそいつも正しいことが行われる。文化的パラダイムにおいて，システムの構成員の行動が組織文化とともに発展

していくのはこのためである。現在の医療における「価値観」と「St. Elsewhere のやり方*」への注目は，このアプローチの実例である［*訳注：St. Elsewhere は，1980 年代の米国の医療ドラマである］。

図 8.4 のスケールの先端には，近接する事項の相互作用や将来の不確実性への対応プロセスの一群がある。我々が共同で作り上げている現実の中でともに影響しあいながら進歩してゆくために，他人との関係プロセスと事象の不確実性に対して反応し応答しようとする，人間の本質的な性質に重点が置かれている。すなわち，「協力しながらともに進む」ことに焦点が当てられている。

組織やシステムを構成する要素は，個人間のコミュニケーションというローカルなレベルで姿を現す。我々は常に参加者であるため，外部からシステムの形を変えることはできない。リーダーシップは散在しており，創発的であり，境界がない。

複雑なシステムでの作業に最適なリーダーシップアプローチは，**適応型リーダーシップ adaptive leader-ship** である。すなわち，リーダーは，問題の原因が専門的なもので今までのノウハウで解決できるか，あるいは新しい学習や対応方法が必要なのかを判断することが求められる（Heifetz et al 2009）。リーダーの仕事は，システム全体のイメージを念頭に置いて人々が課題を解決できるようにすることである。有能なリーダーは難しい（意地の悪い）質問をして，争いごとや繊細な問題が表面化するように導く。そして，その問題への対処方法を教えるのではなく，話し合いの場を提供し，意思決定を行うために必要な情報を与えて支援するのである（Box 8.3）。

これは実際に何を意味するのか？

Zimmerman ら（1998）は，医療システムのリーダーへ向けて，複雑な視点によって開発された多くの指針を示している。

- **「そこそこ十分な」ビジョンを確立する**。細部まで計画し尽くした将来よりも，適度に十分なビジョンをもつほうがよい。非線形システムでは，実際には将来は予測不可能であり，詳細な計画は無意味である
- **「カオスとの境界線」にシステムを調整する**。情報の流れ，多様性と差異，組織内外のつながり，権力格差と不安を適切に調整するべきである。矛盾した事柄を不自然だと敬遠するのではなく，あえてその矛盾を明らかにし，対処すべきである。また，協力と競争の両方を促進する。システムは，制約に対処しうる最適な構造に順応するものであるから，創造性が均衡な力関係の中で革新を行うとよい

Box 8.3　ケーススタディ：複雑なシステムに変革をもたらす

ある大規模な教育病院の臨床マネジャーは，医師に医療の質改善・安全性向上のための研修への参加を推奨したいと考えている。彼女は，院内に複数の利害関係者が存在し，システム内にはピリピリした空気とその原因があることを知っていた。例えば，研修時間に関する要求，給与削減や「成果主義」の改善のための活動などである。同僚の医療従事者は気乗りしない様子だったが，彼女は他の医療専門家を交えた一連のミーティングを企画した。その際，彼女はビジョンの大まかな概要のみを提示し，彼らに問題に対するアプローチ方法を話し合うように勧めた。部門のリーダーを時には話しにくい相手とも同席させ，話し合いをサポートした。さらに，特に職種を超えた関係者同士の交流を促進し，有望なアイデアをくみ上げ，現状を打破するために外部の専門家を招いた。彼女は，病院のインターネット上で良い慣習を共有できるようにし，共通の用語や言語を使うようにした。初期研修医数名が病院のニュースレターを発行するときにも手を貸し，彼らが立ち上げたプロジェクトや部門のために褒賞や賞金を出すことを提案した。

しばらくは特に急速な進展はなかったが，1 年目の終わりごろ，いくつかの部門に深刻な安全上の問題が生じた。このことが病院内の意識を活性化したようで，2 年後にはプロジェクトは軌道に乗り，質の向上は理事会と上層部にとって戦略上の優先事項となった。

- **複雑なシステムを「チャンク（塊）」によって発展させる**。複雑なシステムを，個々にうまく機能しているシンプルなシステム間のつながりから創発させる
- **組織の影の部分にも耳を傾ける**。非公式の関係，ゴシップ，噂は組織活動に多大な影響を及ぼす。システムの「単純なルール」が明らかになるのは影のシステムにおいてである
- **「単純なルール」を取り扱う**。この概念は，おそらく複雑なシステムの本質の理解に最も広く利用されるだろう。この概念によれば，単純なルールやローカルレベルでの基本理念（より具体的には，守らなければいけないルールではなく「経験則」）を繰り返し適用することで組織の特徴が明らかになる。ここで，リーダーにとって重要な質問は次のとおりである。既存のシステムを支える，しばしば暗黙となっているルールとは何か？　それらのルールをどのように特定し，修正することができるか？　どのように新しいルールを普及させ，導入することができるか？　人間のシステムには 3 種類の単純なルールが提示されている。すなわち，①全般的な方向性の提示，②システムの制止（すなわち境界の設定），③資源と権限の提供である。新たなルールが受け入れられるためには，現行システムよりも明らかに優れた点があり，今のシステムと価値観に対して互換性があること，さらに新ルールの全面的な

Box 8.4	ケーススタディ：心臓発作が疑われる場合の血栓溶解療法の単純なルールとその分類

- 患者が胸痛を訴えてから 60 分以内に血栓溶解療法を受けさせる（**方向性の提示**）
- 薬の投与は適切な訓練を受けた個人ならどのような環境でも行うことができる（**方向性の提示，境界の設定**）
- プロジェクト全体の予算内にとどめること（**境界の設定**）
- 救急部門および救急車は，ルール変更を実施するために組まれた予算から資金を使うことができる（**資源の提供**）

出典：Plsek and Wilson（2001）より

運用と移行の前に容易に実行およびテストができること，そして影響の観測が可能であることが必要となる。詳細なシステム仕様を単純なルールに置き換えた例を Box 8.4 に示す

まとめ

リーダーは，複雑性の本質を理解することによって，組織内の人間関係のパターンとそれがどのように保たれているか，自己組織化の方法，成果の生まれ方に焦点が当てられたあいまいで矛盾に満ちた環境において，有用な代替フレームワークを得ることができる。組織内の決まったやり方の相互作用が我々を刺激し，その結果，医療機関を永続的に改革できれば，指揮はとっているがマネジメントができていないというリーダーたちの不安を改善することができ，何とか自信を持って混乱を切り抜けていくことが可能となる。多芸なリーダーは，直面する課題の内容によって線形・非線形アプローチの両方を使い分けるが，結局のところ，リーダーシップのプロセスには間に合わせの処置や容易に分析するテクニックなどは存在しない。複雑性理論は我々にそう警告している

のである。

文献

Axelrod R and Cohen M.（2000）*Harnessing Complexity*：*Organisational Implications of a Scientific Frontier*, Basic Books, New York.

Checkland P.（1981）*Systems Thinking, Systems Practice*, Wiley, Oxford.

Kernick D.（2004）An introduction to complexity, in *Complexity and Healthcare Organisation*：*A View from the Street*（ed. D Kernick）, Radcliffe Medical Press, Abingdon.

Heifetz RA, Grashow A and Linsky M.（2009）Leadership in a（permanent）crisis. *Harvard Business Review*, 62（9）, 153.

Plsek P and Wilson T.（2001）Complexity leadership and management in healthcare organisations. *British Medical Journal*, 323 （7315）, 746-749.

Schneider B and Barbera KM（eds）（2014）*The Oxford Handbook of Organisational Climate and Culture*, Oxford University Press, Oxford.

Snowden DJ and Boone ME.（2007）A leader's framework for decision making. *Harvard Business Review*, 85 （11）, 68-76.

Stacey RD.（2001）*Complex Responsive Processes in Organisations*, Routledge, London.

Timmins N.（2015）*The Practice of System Leadership*：*Being Comfortable with Chaos*, King's Fund, London.

Zimmerman B, Lindberg C and Plsek P.（1998）*Edgeware*：*Insights from Complexity Science for Healthcare Leaders*, VHA Publishing, Irving.

参考資料

Griffin R and Stacey R（eds）（2005）*Complexity and the Experience of Leading in Organisations*, Routledge/Taylor and Francis, London.

Lewin R.（2001）*Complexity*：*Life at the Edge of Chaos*, Phoenix, London.

Obolensky N.（2010）*Complex Adaptive Leadership*：*Embracing Paradox and Uncertainty*, Gower, Farnham.

Stacey RD.（2010）*Strategic Management and Organisational Dynamics*：*The Challenge of Complexity*, 6th ed, Prentice Hall, Harlow.

CHAPTER 9
臨床サービスのリーダーシップと改善

Fiona Moss

Dean, Royal Society of Medicine, London, UK

OVERVIEW

- 質の高い医療には優れた医療現場のリーダーシップが必要である。
- 医療の質改善と患者安全に対する能力を構築することは，リーダーシップの根本的な課題である。
- 医療チームは医療の質改善の中心である。
- 医療の質の評価は，改善のための前提条件である。
- 医療の質改善には，臨床家と管理者が協働して仕事をする必要がある。
- 医療現場のリーダーは現状に挑戦し，明瞭で意欲的な目標を掲げ，改善の文化を設定する必要がある。

はじめに

質の高い医療を提供することは，すべての医療プロフェッショナルにとって揺るがない目標である。誰もが質の低い医療を提供したいとは思わない。しかし，医療システムの中で提供される医療には，何らかの形で，最適でない，安全でない，あるいは患者が望んでいないものが含まれていることも事実である。質の低い医療は多くの様式をとる。例えば，効果的な介入の不適切な使用，効果的な介入の不十分さ，患者の権利に対する配慮の不足，検査や診察予約に対する不適切な延長，あるいは報告されたネバーイベント（決して起こってはならない事象）の数（例：手術部位の取り違え）などが挙げられる。多くの場合，医療の質に関する問題は，医療従事者個人の失敗というよりも医療を提供する組織に伴う特有の問題を反映する。

しばしば，医療における重要な失敗は，失敗の根本原因を理解したり，事象の再発を防止するための「教訓を学ぶ」という公的調査につながる。英国における 28 年にわたる医療事故の分析から，これらのイベントの背景となっている多くの共通点が特定された（Walshe and Higgins 2002）。不適切なリーダーシップは，重大な医療事故において上位 5 位の先行事例の 1 つになっていることが発見された（Box 9.1）。質の高い医療は，組織全体を通したリーダーシップの質に依存している。

改善をもたらすスキルを有する医療現場のリーダーの育成は，単に「大きなインパクトのある」失敗の予防にとどまらず，より良い医療へと導く柔軟性と継続的な改善を通して患者ニーズに敏感に反応する医療機関の日々の活動に不可欠である。そのような組織では，十分に機能する臨床と組織のシステムと医療の質との関係性がよく理解されており，医療の質改善に関与する，よく導かれた，機能性の高い，有能なチームで構成されている。

質改善のためのスキル

組織における質改善のための能力の構築は，重要なリーダーシップ業務である。次に述べる，ある NHS 病院（第

Box 9.1　NHS エラーに関する調査に共通するテーマ

- **組織的または地理的な隔離**：革新の移行が阻害され，同僚の見解や建設的で批判的な交流が妨げられる
- **不適切なリーダーシップ**：見通しの欠落と既知の問題への取り組みを望まない
- **システムとプロセスの障害**：組織システムが存在しない，あるいは適切に機能していない
- **コミュニケーション不足**：NHS 内，あるいは NHS と患者やクライアントの間の両方で，問題が取り上げられない
- **スタッフと患者の失望**：懸念を提起しようとした人々が落胆した，あるいは懸念を表明することを妨げられた

出典：Walshe and Higgins（2002）

> **Box 9.2　質改善のために必要とされるスキル**
>
> - 相互依存性の中で知覚し働く能力
> - チームの中で働く能力
> - プロセスとして仕事を理解する能力
> - アウトカムデータの収集，集計・分析するスキル
> - 医療の実践を「デザインする」スキル
> - 患者と管理者と協調するスキル
>
> 出典：Berwick et al（1992）

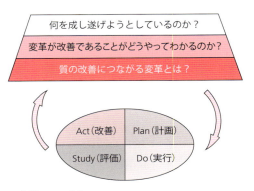

図 9.1　改善のモデル
出典：Langley et al（1992）

2章，Box 2.3）における医療事故調査を通して，米国医療の質改善研究所 Institute for Healthcare Improvement（IHI）の前理事長である Don Berwick は，英国の医療安全を改良する結果報告をするよう依頼された（Berwick 2013）。彼の示した10の推奨のうち2つは訓練と能力構築についてであった。1つは「安全科学と安全手技の習得はすべてのプロフェッショナルと管理者の初期学習と生涯学習の一部とすべきである」というもので，もう1つは「NHSは，教育組織となるべきである。そのリーダーは，学習能力の向上を支援すべきであり，それゆえに，規模を変えるべきである」というものであった。

医療のプロフェッショナルのための訓練は，多くの場合，個々の患者のケアに重点が置かれている。チームワークとリーダーシップや，組織内外での連携の重要性など，組織で求められるスキルに関してはほとんど強調されず，正式な訓練を受ける機会もない。にもかかわらず，医療の質改善には，組織の変化や，人が共同作業を行えるような変容が必然的に必要となる。20年前，Berwick らは質改善に必要なスキルを明らかにした（Box 9.2）。これらのスキルには医療の複雑性を反映して，チームの調整，プロセスとしての一連の相互依存としての作業を理解し，内外の境界を越えて変化を導く能力などが含まれる（Berwick et al 1992）。

同僚たちを調整し支援することを任された医療現場のリーダーは，特定の組織の文脈においてプロフェッショナルであることが何を意味するかを定義するという役割を担っている。そのようなリーダーは，有効な組織機能と個々の患者のケアの質との関係性を他の臨床家に説得できる必要がある。また，彼らは同僚たちが継続的な専門的能力開発としてスキルを習得する支援をすることも必要である。そうしないと，継続的な質改善に不可欠な分散型リーダーシップとチーム開発に必要な能力を組織が開発することは難しい（Box 9.2）。

人を管理し，能力の開発を支援することは，リーダーシップの機能として認識されている。個人の目標を組織の目標に結びつけるパフォーマンス管理の枠組みは，スタッフの育成を支援するうえで潜在的には有用なツールであるが，個々のスタッフが複数の異なるチームに属する状況では適用するのが難しい場合がある。さらに，各部門の管理は，組織の階層よりも専門家の階層に従う可能性がある。一部のスタッフ，特に医師やその他の医療従事者にとって専門的，あるいは個人的な能力開発は，組織の直近のニーズではなく，専門分野や外部の組織と結びついている可能性がある。別の専門家集団による忠誠心とアイデンティティから生じるあいまいさは，組織に利益をもたらすかもしれない。しかしそのためには，組織とその目標に忠実に機能する多職種チームの重要性が十分に認識され，管理されバランスが取られている必要がある。そのような衝突を理解し解決することも，医療現場のリーダーシップの重要な課題である。

評価は，質改善の中心である。評価から導かれた改善は，タスク全体の膨大な業務に圧倒され，より多くの部分的作業やデータ収集の必要性により滞るかもしれない。1つのアプローチとして，小さなパイロットプロジェクトを開始したり，小さな Plan–Do–Study–Act（PDSA：計画–実行–評価–改善）サイクルを組み立てることは有用である（Langley et al 1992）（図9.1）。しかし，PDSAサイクルはとても単純そうにみえるが，それはおそらく誤りで，実際には維持することが難しい場合がある（Taylor et al 2014）。質の改善には，臨床研究に慣れ親しんだ臨床家にはなじみがないような小さなステップの繰り返し，発見へのアプローチ，そして変革が必要となることがよくある。彼らを支援する人との仕事は小さな変革をもたらす。小さな変革に喜んで協力する人々，質改善の複雑さを克服しようとする人々，小さな変革であってもその必要性と難しさを理解する人々，チームが継続的な改善に取り組み続けるよう応援する人々とともに協力することは，いずれも医療現場のリーダーの役割である。

チームワークと医療の質

うまく機能していて，メンバーが低ストレス状態で過ごしているチームは，（それらが）機能していないチームよりも質の高い医療を提供する。良いチームワークを確保することは，医療現場のリーダーにとって不可欠なタスクであり，質改善の中心である。医療現場という複雑な環境の中では，これは容易ではないかもしれない。いくつかのチームは"本物"であるが，多くは仮想のものである。例えば，胸部X線写真で陰影が発見された患者のルーチンの検査では，20人以上が作業に関わる場合がある。その中には互いに面識のない人がいるかもしれない。一部の人はこの患者本人を診ることはないかもしれないが，この患者や他の患者に質の高い安全な医療を提供するためには，全員がうまく連携しなければならない（図9.2）。

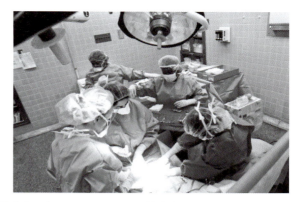

図9.2　良いチームワークは質改善に不可欠である

医療の質は，人々がどの程度うまく連携しているかといった機能に左右されるため，質の低さの問題は，単なる個人の努力によって解決できる可能性は低い。良好なチームワークやスタッフの関わりはいずれも，患者に対するより良いアウトカム（死亡率低下，感染率低下，患者満足度向上）に結びついている。つまり，チームの構成が貧弱であることは，アウトカムの低さと関連しているのである。スタッフマネジメントの質と医療の質との間には，強い関連があり，うまく機能しているチームで働くスタッフは，そうでないチームよりも，より多くの支援を受けていると感じるであろう。機能しているチームというのは，散発的にあるいは単なる偶然から生じることはなく，彼らが活躍できるような良いリーダーシップや文化の産物である。さらにいえば，良いスタッフの雇用もまた，スタッフの欠勤日数減少や離職率低下と関係している。スタッフの福利を確立し，仕事への参画を高め，良好なチームとして機能させることはいずれも，リーダーの役割の一部である。それは，組織におけるあらゆるレベルにおいて求められ，医療の質改善を決定づけている（West and Dawson 2012；West et al 2014）。チームとチームのリーダーシップに関する詳細は第5章を参照されたい。

改善につなげること

改善につなげるには，現状に挑戦し，意欲的な目標を立てる勇気が必要となる。そのような「広い視野での目標」は，現行制度の不備と改善の必要性を強調するのに役立つ。リーダーシップの別の重要な課題は，彼らがそのような目標を日々の仕事と関連させ達成しうる目標へと「翻訳する」といった，質改善の文化を引き起こし，医療チームを支援することである。質改善への注意は，単純に質の低い医療に対するものだけではなく，誰もが自身で責任をもって対応すべきものである。全医療スタッフが提供する医療の質改善への日常の注意は，継続的改善を確立するための組織的対応や柔軟性を必要とし，技術的で，持続可能で，分散型のリーダーシップを必要とする。

改善に携わるリーダーは，医療とマネジメント上のプレッシャーの両方を理解し，より深く共感してこれらをまとめるという特別な責任を伴う。医療の質を継続的に改善するためには組織や医療の提供体制を変革する必要があるため，質の改善には，臨床家と非医療従事者であるマネジャーの協力と理解が欠かせない。個別的な患者ケアを行ってきた医療のプロフェッショナルがリーダーになるには，個人の不安や全システムの管理がいかに患者の健康と医療に貢献するかを理解する能力が必要である。また，医療現場のリーダーは，いくつかの介入と改善が医療サービスの「川の上流」として位置づけられることを認識する必要性がある（例えば，家を改築したり貧困を軽減することを通して健康増進をはかる）。

専門的な自律性や臨床上の裁量は，医療における高付加価値商品であり，医療現場のリーダーは，組織という文脈の中でこれらをどのように利用するかに敏感でなければならない。医療現場のリーダーは，安全かつ効果的な組織内で自律的な臨床実務と患者の利益のバランスを評価するために同僚を支援する必要がある。

革新につなげること

最後に，改善に携わるリーダーは，医療の今後も見据え，革新の役割を理解する必要がある。これには，変革を予期し，計画し，時には前提条件を変化させる，新しい，刻々と変化する技術が含まれる（Christensen et al 2000）（図9.3）。しかし，介入と導入の文脈との相互作用が複雑であるため，革新の導入と定着については成功のための簡単な方法はなく，さらに医療システムは本

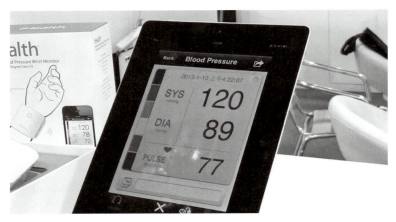

図 9.3　タブレットとスマートフォン：医療における破壊的イノベーション？

来，変革に抵抗するものである。改善を担うリーダーは，このようにリスクが心地よいものであり，どのように失敗に耐えるかを学ぶ必要がある。一部の人は，目標は最も革新的なことを求めるのではなく，最大の改善をもたらすことであることを，いつも心にとどめておくべきであろう。

医療の質改善におけるリーダーシップのインパクト

良好で持続的なリーダーシップが医療の質に影響し，組織の結束とケアの質に関連することを理解するために，リーダーシップが大きな影響を及ぼした事例を紹介したい。ケーススタディを Box 9.3 と 9.4 に示す。どちらも，組織のトップから組織のリーダーシップ，小規模な臨床チームのリーダーシップまで，あらゆる階層のリー

Box 9.3　ケーススタディ：Salford Royal NHS Foundation Trust

2002 年，英国のサルフォード病院は，医療管理評価システムで「星なし」（最下位ランク）を受けたが，現在は優れた医療で高い評価を得て，英国で最も優れた病院の 1 つとなっている。サルフォード病院はさまざまな医療指標で非常に優れた成果をあげている。標準化死亡率の低さは全国で上位 10% であり，院内感染は激減した。病院はスタッフと患者の両方から高く評価され，全国的なスタッフ調査では長期にわたり高評価を獲得している。

　このような特筆すべき転換と，それに続く持続的な改善は，優れたリーダーシップと医療の質に対する絶え間なく続く関心の産物である。質改善の取り組みは「上層部」から始まったが，組織全体に行き渡っていることは明らかである。病院のウェブサイトには，きわめて明確な宣言が掲載されている。それは，「Salford Royal NHS Foundation Trust は，すべての患者に安全かつ清潔で，1 人 1 人に寄り添った医療を提供することで，NHS（英国国民保健サービス）の中で最も安全な組織を目指しています」というものである<www.srft.nhs.uk/>（accessed 14 February 2019）。また，すべてのスタッフの関与や，病院内のあらゆるレベルにおけるリーダーシップの重要性に関しても言及されており，これらは Salford's Quality Improvement Strategy のウェブサイトで閲覧できる<www.srft.nhs.uk/about-us/quality>（accessed 14 February 2019）。この優れた文書は，患者を含め誰でも閲覧できるだけでなく，この明瞭さはサービス発展や他の地域の先駆けに対する質改善と結びついている。サルフォード病院で医療の質改善が組織全体に組み込まれていることは明らかである。

Box 9.4　ケーススタディ：シンシナティ小児病院医療センター

シンシナティ小児病院医療センターは，米国の大規模な専門病院であり，この事例から，組織が医療の質改善に継続的に取り組んだ影響力や，組織が一丸となって同じ目標に取り組んだ際の可能な改革を学ぶことができる。シンシナティ小児病院医療センターによれば，「子どもの健康増進におけるリーダーになること」をビジョンとして掲げ，「1990 年代以降エビデンスに基づく医療や家族中心のケアの改善に重点的に取り組んできた」。米国医学研究所 Institute of Medicine（IOM）の報告書"To Err is Human：Building a Safer Health System（Institute of Medicine 2000）"に触発され，病院の戦略的計画は，質改善と関連している。トップリーダーは明確な方向性を示しているが，実際の改革や質改善は，横断的に機能する 19 のチームによる作業である。研究や医療提供システムのデザイン，患者・家族の参加を統合することは，成功の重要な要素の一部にすぎない。多くの異なる分野で成果が評価され，公表され，成果と目標との間に差がある場合は理由が調査され，医療のプロセスを改善する目的でこのデータが利用される。上層部のリーダーシップが重要であることは疑いようがないが，質を重視することは組織全体を通じて広がり，質改善は多くの階層に分散されたリーダーシップによって維持される。シンシナティ小児病院医療センターでは，組織全体が「協力し，透明性の確保に努め，アウトカムの向上に尽力している」<www.cincinnatichildrens.org/about/quality-measures/default/>（accessed 14 February 2019）。

ダーシップの重要性を示している。また，どちらも改善のための文化と，目標との適合に焦点を当てている。

まとめ

継続的な質改善は，うまく機能しているチームにおける効果的で分散した医療現場のリーダーシップと組み合わされた持続的な組織的リーダーシップの産物である。これによって，臨床家は，自らの提供する医療に反映し，他者と協働する重要性を理解し，改善という結果につながる変革に寄与することができる。

医療の質改善は，すべての医療現場のリーダーが主眼にすえるべきである。この要求を達成するためには，個人のスキルに加え，スタッフが参画し団結することの重要性を理解し，医療従事者全員と協力する必要がある。そうすることにより，彼らもまた質改善に必要なスキルをもち，良好な組織機能と患者に提供する医療の質との関係性を理解することが明確になる。医療の質を改善する医療現場のリーダーにとって，信頼を築き，良好な労働環境を作り，質の高い訓練と教育の機会を確保することによってスタッフをサポートすることは，必須の仕事である。

文献

Berwick D.(2013) National Advisory Group on the Safety of Patients in England. A promise to learn–a commitment to act. <https://www.gov.uk/government/publications/berwick–review–into–patient–safety>(accessed 14 February 2019).

Berwick D, Enthoven A and Bunker JP.(1992) Quality management in the NHS：the doctor's role. British Medical Journal, 304（6821), 235–239.

Christensen C, Bohmer R and Kenagy J.(2000)Will disruptive innovations cure healthcare? Harvard Business Review, 78（5), 102–112.

Institute of Medicine.(2000) To Err is Human：Building a Safer Health System, National Academy Press, Washington DC.

Langley GJ, Nolan KM and Nolan TW.(1992) The Foundation of Improvement, API Publishing, Silver Spring.

Taylor MJ, McNicholas C, Nicolay C et al（2014）Systematic review of the application of the plan–do–study–act method to improve the quality of healthcare. BMJ Quality and Safety, 23, 290–298.

Walshe K and Higgins J.(2002) The use and impact of inquiries in the NHS. British Medical Journal, 353（7369), 895–900.

West M and Dawson J.(2012) Employee Engagement and NHS Performance. <https://www.kingsfund.org.uk/sites/files/kf/employee–engagementnhs–performance–west–dawson–leadership–review2012–paper.pdf>(accessed 14 February 2019).

West M, Baker R, Dawson J et al（2014) Quality and Safety in the NHS：Evaluating Progress, Problems and Promise. <https://www.lancaster.ac.uk/media/lancaster–university/content–assets/documents/lums/cphr/quality–safety–nhs–e.pdf>(accessed 14 February 2019).

参考資料

Britto MT, Anderson J, Kent W et al（2006) Cincinnati Children's Medical Center：transforming care for children and families. Journal of Quality and Patient Safety, 32, 541–548.

Institute of Healthcare Improvement Open School provides a wide range of online training and tools to help teams deliver excellent, safe care. www.ihi.org/education/ihiopenschool

King's Fund（2014) Reforming the NHS from Within. Beyond Hierarchy, Inspection and Markets. <https://www.kingsfund.org.uk/publications/reforming–nhs–within>(accessed 14 February 2019).

NHS Scotland Quality Improvement Hub. A comprehensive source of information and resources. <http://www.qihub.scot.nhs.uk>(accessed 14 February 2019)

Panesar SS, Carson–Stevens A, Salville SA and Sheikh A.(2014) Patient Safety and Health Improvement at a Glance, Wiley–Blackwell, Chichester.

CHAPTER 10

プロジェクトのリーダー

Jonathan Gardner

University College London Hospitals NHS Foundation Trust, London, UK

OVERVIEW

- プロジェクト成功の鍵は，最初に慎重にそれを定義することである。
- あらゆる機会に利益を強調する。
- 成功には，良いガバナンスと上層部の後ろ立てが不可欠である。
- まずは自分自身の頭を整理する。それを手助けしてくれるツールは多くある。
- うまく機能しているプロジェクトマネジャーは，何よりもまず優れたリーダーである。

あなたは患者のケアを変える良いアイデアを思いついた。しかし，多くの臨床家のように，数多くの素晴らしいアイデアがその後動かず，最初のひらめきの瞬間を超えることは決してないことも，あなたは見てきた。あなたの素晴らしいアイデアを実現するにはどうしたらよいだろうか？　多忙な時間を過ごし，一歩ぬきんでて，必要な財源を確保し，質の高い結果を得るために，十分に速く進歩するためには，人々を十分に巻き込むにはどうすればよいだろうか？　この課題はプロジェクトマネジメントについての内容となる。

プロジェクトの開始

良いプロジェクトとなる鍵は，プロジェクトをはっきりと定義できていることを確認することである。これは多くの場合，**プロジェクト開始文書 project initiation document（PID）**を作成することによって行われる。多くの場合，以下に示す質問に1ページで回答すれば十分である。

- 何が問題か？
- 問題の原因は何か？
- 将来のビジョンを記述することはできるか？
- それについて，いつ行うか？
- どのような資源が必要か？
- あなたを助ける人は誰か？
- 成功をどのように測定するか？

このアプローチの利点は，プロジェクト全体の範囲が確実に定まり，完了したと思った後に出現する追加的で非現実的な部分である**目的範囲のずれ scope creep** を避けることができる点である。プロジェクトとは明確な開始点と終了点をもつ限定的な取り組みであり，大規模な組織文化の変化とはまったく異なるものである。1枚の紙上でそれらの質問すべてに答えられるような，テンプレートの例を**図 10.1** に示す。質問に向き合う際に有用なツールも記載する。

まずは，プロジェクトがその課題に対処しようとしているのはなぜか，変革を推進している（妨げている）のは何かを明確化することが重要である。いわゆる「エレベーターピッチ」[訳注：わずかな時間で自分自身や自社のビジネスについて要約しようとすること]が有用である。課題を別の診療科の同僚に説明しなければならない場合，何を伝えるべきだろうか？

場合によっては，どのように手術室のリスト上で患者の順番を決めるかなど，特定のプロセスの仕組みを明らかにする必要がある。これは「プロセスマッピング」によって行うことができる。これらを行う場合のかなり簡単な例を**図 10.2** に，非常に複雑な例を**図 10.3** に示す。**プロセスマップ process map** は，意図した「将来の状態」を定義するのにも役立つ。

問題の根底に到達するのに役立つツールは数多く存在する。**根本原因分析 root cause analysis** と呼ばれることもある。これらのうち最も簡単なのは，問題の本当

プロジェクト名		プロジェクトチーム			
1. 課題の明示		**4. ビジョンとゴール**		**6. 行動とリスク**	
●チームはなぜこの経路/プロセスを検討しているのか，また，変化を推進しているものは何か，1〜2文で記載してください。 ●できるだけ簡潔に述べてください。問題を院内の他部署の同僚に説明する場合，何を伝えますか？ ●図表を用いてください．問題を図示したチャートやダイアグラムがあれば，ここに挿入してください。		●チームが，物事に対して将来どのようになってほしいと考えているか，すなわち全体的なビジョンを説明してください。友人や同僚に説明すると仮定して，簡潔にまとめてください。 ●ビジョンとゴールの一部から，主な評価方法を記述してください。 ●あなたのビジョンが組織のビジョンとどのように折り合っているかを記載してください。あなたのビジョンは，組織の目的と一致していますか？ ●あなたのビジョンが「顧客の声」，すなわち患者，コミッショナー，スタッフとどのように一致しますか？		●完了する必要がある重要な行動を挙げ，誰がそれらを行うのかを記載してください。主要なコミュニケーションタスクを忘れずに含めること。 ●考えられる主なリスクと低減させるための行動を列挙してください。 ●どの会議や会合で進捗状況を監視するかについても記載してください。	
				行動	担当者	期日
2. 現在の状態						
●チームの現状を簡潔に説明してください。 ●現状を示すプロセスマップやダイアグラムを用いて補足してください。				**7. 利益**	
		5. 解決策と将来の状態		●期待される利益に留意してください。利益が得られたと判明したら，この項目に戻って完了させてください。	
3. 問題と根本原因		●現状の作業方法により現在生じている問題を列挙してください。 ●問題のインパクトとそれが発生する頻度を考慮して並べ替えてください。 ●SMARTに従って，あなたの目標を示してください。 フォーマット： ✓ **S**pecific（具体的）：完了基準が明確に定義されている ✓ **M**easurable（測定可能）：目標の達成度合いがわかる ✓ **A**chievable（達成可能）：利用可能なリソース内で達成できる ✓ **R**ealistic（現実的） ✓ **T**ime-bound（時間的制約） ●優先順位に留意してください。 ●これをプロセスマップまたは「将来の状態」のダイアグラムで補足してください。		期待される利益	実際の利益
●現状の作業方法により現在生じている問題を列挙してください。問題のインパクトとそれが発生する頻度を考慮して並べ替えてください。 ●各問題について，根本原因を記載してください。「なぜなぜ分析」「フィッシュボーンダイアグラム」「問題分析ツリー」などのツールを使用してかまいません。				利益の名称	利益の名称
				期待される達成評価方法	実際に達成されたことを測定してください。
問題	根本原因			達成期日	達成期日
				8. 考察	
				●これまでにこのプロジェクトから学んだことのうち，今後に活かせそうだと感じることを記載してください。うまくいった点，改善点は何ですか？	

図 10.1　プロジェクト計画テンプレート

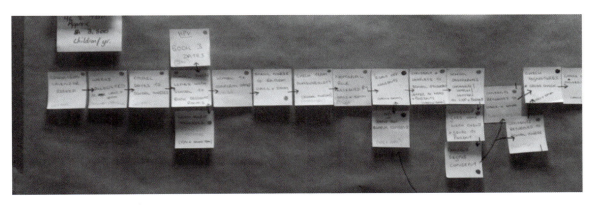

図 10.2　簡単なプロセスマップ
訳注：プロジェクトの要素を分解し，プロセスを可視化する，比較的簡単な例。

の原因になるまで同じ質問を続けるプロセス，「**なぜなぜ分析（5 whys）**」である。「手術が時間通りに開始されない」という問題にどのように適用できるかについては，**図 10.4** を参照されたい。

よく使われるもう 1 つのツールは，**フィッシュボーンダイアグラム fishbone diagram**（別名：石川ダイアグラム）である。これは，「なぜこれが起こったのか」という問いをいくつかの見出しやカテゴリーのもとで探求する方法である。**図 10.5** では，このアプローチを前述

の手術が開始されない問題に適用している。

次のステップは，プロジェクトの意図する成果，そのビジョン，目標および目的を定義することである。繰り返すが，これは可能なかぎり簡潔にすべきである。可能であれば，これらを組織の全体的な目的とポリシーの文脈に合わせることが求められる。目標や目的は「SMART」形式で表現されるべきである（**Box 10.1**）。

図 10.1 に示したプロジェクト計画テンプレートでは，用いられる解決法と必要な行動を記述する必要があ

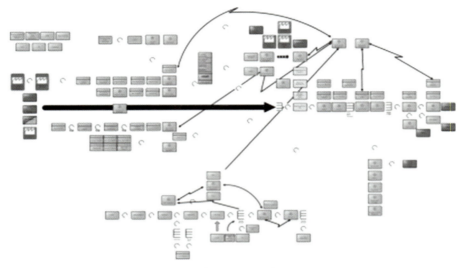

図 10.3 「現状」と「あるべき姿」を示す，より複雑なプロセスマップ
訳注：個々のプロジェクトの集合体として，より複雑なプロジェクトの流れを示している。

問題：手術が時間通りに開始されない	
なぜ？	外科医が時間通りにそこにいないから
なぜ？	外科医が他のことをしているから
なぜ？	患者は通常，とにかく準備ができていないから
なぜ？	麻酔科医がまだ患者に対して準備していないから
なぜ？	患者が時間通りに来なかったから
なぜ？	患者宛の手紙に誤った時間が記載されていたから
なぜ？	外科医が手術の順序を変更し，職員に伝えるのを忘れたから

図 10.4 なぜなぜ分析（5 whys）

Box 10.1　SMART の目標

SMART の目標を以下に示す。
- **S**pecific（具体的）：完了基準が明確に定義されている
- **M**easurable（測定可能）：目標達成の度合いがわかる
- **A**chievable（達成可能）：利用可能なリソース内で達成できる
- **R**ealistic（現実的）
- **T**ime-bound（時間的制約）

例：1月1日から，手術室1と手術室2のルーチンのリストが，月曜日から金曜日の午前8時半までに開始される（メスが入る時間）。

る。この段階では，重要なリスクを同定し，必要になりそうな行動をあらかじめ軽減しておくことも重要である。おそらく最も重要なのは，この時点でプロジェクトのメリットを記載することである。これによりどのような良い結果が得られるだろうか？　そして，これらから誰が恩恵を受けるだろうか？

適切なサポートを確保する

図 10.1 のテンプレートを使用してプロジェクトの定義を開始するときに，重要な意思決定者を特定する必要がある。あなたが資源をもてるかどうかを決定するのは誰か？　このプロジェクトを止めることができるのは誰か？　チャンピオンは誰で，問題が生じた際に打開するのを助けてくれるのは誰か？　このプロジェクトの成功に伴い最も影響を受ける上級管理者は誰か？　これらを行う人物はプロジェクトの業務執行最高責任者 senior responsible owner（SRO）である必要があり，あなたの PID に同意する権限がある。彼らの意見や支持を得るための初期からの打ち合わせは非常に重要である。あなたにとって業務執行最高責任者がかけ離れた存在であると恐縮することはない。むしろ，小さなプロジェクトであっても，その組織の最高責任者である業務執行最高責任者を巻き込むことが成功する秘訣である。

ステークホルダーの関与

次に，プロジェクトの影響を受ける相手と，自分の提案に対する彼らの見解を確認する必要がある。これを行うための1つの方法は，**図 10.6** に示す2つのステークホルダーマップを使用することである。それをフリップチャートに描き，同僚と1時間ほど議論し，ポストイットノートでボックスを埋める。これを行うと，管理機能やサポート機能を含むすべてのスタッフの種類を覚えておくことができる。この際に，常に患者の存在を意識することが重要である。

プロジェクト・ガバナンス

次の課題は，プロジェクトを通じて適切な意思決定が行

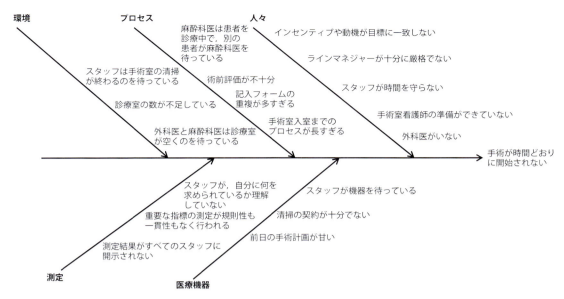

図 10.5　フィッシュボーンダイアグラム

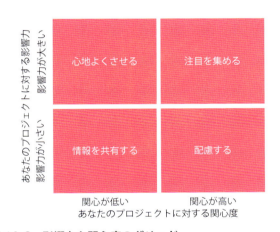

図 10.6　影響力と関心度のグリッド
出典：Eden and Ackermann（1998）より

われ，それが「固執した」ものでないかを確認することである。これが「ガバナンス」のすべてである。あなたの業務執行最高責任者と一緒に，ステークホルダーマップに基づいて，あなたは次のことを決定する必要がある。誰が決定を下すのか？　プロジェクト委員会は必要か？　その根拠は何か？　どれくらいの頻度で会議を行うか？　サブグループは必要か？　サブグループのメンバーとの会議の開催頻度はどれくらいで，彼らは権限を委任されているか？　影響を受けるすべての当事者から選出された代表者と意思決定能力との最良のバランスは何か？　ちなみに，10人以上が集まる会議はほとんど効果がない。

この構造を1枚のスライドに示すことは意義がある。サブグループとプロジェクト委員会との関係，そしてプロジェクト委員会がどの役員にどのように報告するかについての構造は明確でなければならない。

また，定期的に報告するようにして，人々に常に情報を提供し，リスクやその対策を強調しておくとよい。報告のテンプレートの例を図 10.7 に示す。プロジェクトのリスクは，「可能性」と「インパクト」について 1〜5 段階で評価されることが多く，2つのスコアの重みづけ，そして全体的なリスクスコアを提供する（図 10.8）。他にも，RAID ログ〔Risks（リスク），Assumptions（前提），Issues（課題），Dependencies（依存関係）〕などのツールが役に立つ。

コミュニケーションと政治的マネジメント

プロジェクトが機能するのは，主要人物が変革を「受け入れた」場合のみである。これを行うには多くの方法があるが，医療現場でうまくいくものは以下のように少ない。

- **チャンピオン**：あなたがリードして他の人を説得するために指名した個人である。チャンピオンは同僚に影響を与えるが，必ずしも最も上級職であるとは限らない。そうではないことも多い
- **患者**：必要な変革を臨床家に納得させるために，表現することが得意な患者を巻き込む
- **データ**：臨床家はデータによって説得される。臨床家がさらに多くのデータを求めても，それを理由に延期すべきではない
- **連合と提携**：水面下で影響を及ぼし，主要人物が同僚と同じように行動するよう説得する

上記のいずれにしても，あらゆる機会にプロジェクトのメリットを宣伝すること。

委員名		プロジェクト名		業務執行最高責任者の氏名	日付

プロジェクト全体の状況		プロジェクトのワークストリームの更新	重要な日付とマイルストーン	状況
時間		1.		
質		2.		
コスト		3.		
スコープ		4.		
		5.		

ワークストリーム	急いで対処する必要のあるリスク	対処法の案	影響 (時間/質/コスト/スコープ)

ワークストリーム	拡大が必要となる問題	解決策の案/結果
重要な相互依存関係：内部および外部のステークホルダー		

図 10.7　プロジェクト報告ツールの例

可能性					
ほぼ確実-5	5	10	15	20	25
可能性高い-4	4	8	12	16	20
可能性普通-3	3	6	9	12	15
可能性低い-2	2	4	6	8	10
ほぼない-1	1	2	3	4	5
	取るに足らない-1	重大でない-2	普通-3	重大-4	悲劇的-5
			重大さ		

図 10.8　典型的なリスクマトリックス

　上記を行うにあたりコミュニケーションが最も重要であることを覚えておく必要がある。影響を受けるチームと定期的に連絡をとる明確なチャネルが必要である。毎週の短いメールは良いスタートであるが，皆を巻き込む方法を創造的に考える必要がある。ソーシャルメディア，ウェブサイト，掲示板，チームミーティングをより適切かつ効果的にできているだろうか？　できるだけ包括的で，誰も漏れがないようにして，皆とコミュニケーションができる簡単な方法を用いる必要がある。最後に，ほとんど進捗していなくても，情報が引き継がれるように，これらの発信を続ける必要がある。

お金が絡むケース

先行投資が必要な場合や，計画の一環として別のスタッフが必要な場合は，財務部門の長にあなたの計画に投資するよう説得する稟議書を書く必要がある。組織にテンプレートがあるかどうかを財務方面の同僚に尋ね，記入してもらえるかどうか尋ねるべきである。テンプレートがない場合は，参考になる見出しのリストがある。

- **戦略的な文脈**：プロジェクトは組織の優先事項にどのように適合しているか？
- **変革の場合**：問題は何か，何をするか？
- **プロジェクトの概要**：プロジェクトの目的と範囲は何か？
- **選択肢**：通常は「何もしない」，「することが好ましい」，「何かをする」のどれか
- **投資要件**：あなたは何を望んでいるか，それはなぜか？
- **費用対効果**：すべてのコストとすべてのメリット，質，財務を含めること
- **選択肢のリスク評価**
- **プロジェクト終了後の評価方法**

財務部門は次のことを問うてくるだろう。すなわち，あなたのプロジェクトはどのようにして（a）同じコストでより多くの収入をもたらすか，（b）得られる収入を維持したままコストを減らすか，（c）コストを増やさずに医療の質を改善させるか。あなたの計画がより多くの作業を行うことを提案している場合には，資金提供者がそ

れに投資する意思があるかどうかを確認する必要がある。コストを増やして医療の質を改善させるのであれば，このプロジェクトに投資しないことにより患者が被るリスクが大きすぎることを示す必要がある。財務サマ

表 10.1　財務サマリー分析の例

	£ '000s
活動からの収入	
活動の数（外来予約，診療のエピソードなど）×年間あたりのその活動の収入	
総収入	
給与	
人数×その人たちの年間あたりの給与	
繰り返し発生する費用	
患者 1 人あたりの消耗品の費用×年間あたりの患者数	
単発で発生する費用	
1 回限りの器具や設備投資？	
諸経費	
施設や支援機能（例：人的資源，財務など）に充てる費用。通常，収入の約 10～20%	
総支出	
粗利益	
売上から原価を引いたもの	
減価償却控除	
財務方面の同僚が算出し，あなたが必要とする可能性のある大きな設備（資本）に関連するもの	
売上純利益	
初年度の組織への正味貢献	

リー分析は**表 10.1**のようになる。あなたのプロジェクトがやることを追加するのではなく，やり方を変える場合，効率を実証するために「現状」と「プロジェクト実施後」という 2 つの列を設けることができるかもしれない。

プロジェクトの進捗状況を追う

あなたのプロジェクトが確実に後退しないようにするために，そして後退するのはどのような場合かを強調するために，プロジェクト追跡表を作成し，週単位で使用する必要がある。必要に応じて「オフ・ザ・シェルフ」のプロジェクトプランナーを使用できるが，プロジェクトの進捗状況を確認する最も簡単な方法は，スプレッドシートプログラムを使用して，タイムライン上のアクションを追跡するための簡単な**ガント・チャート Gantt chart**を作成することである（**図 10.9**）。

あなたは自らのプロジェクト計画について，これらの質問に視覚的に答えなければならない。

- 求められる重要な行動は何か？
- それを行う責任は誰にあるか？
- どれくらい時間がかかるか？
- プロジェクトが時間通りに完了するためには，それをいつまでに完了する必要があるか？
- 最初に完了した行動に依存する他の行動はどれか？

これは成功のために時間内に起こらなければならない重要な行動の「クリティカルパス」を作り出す。

プロジェクト計画の一環として，「依存関係」のリストが必要である。すなわち，プロジェクトが依存している

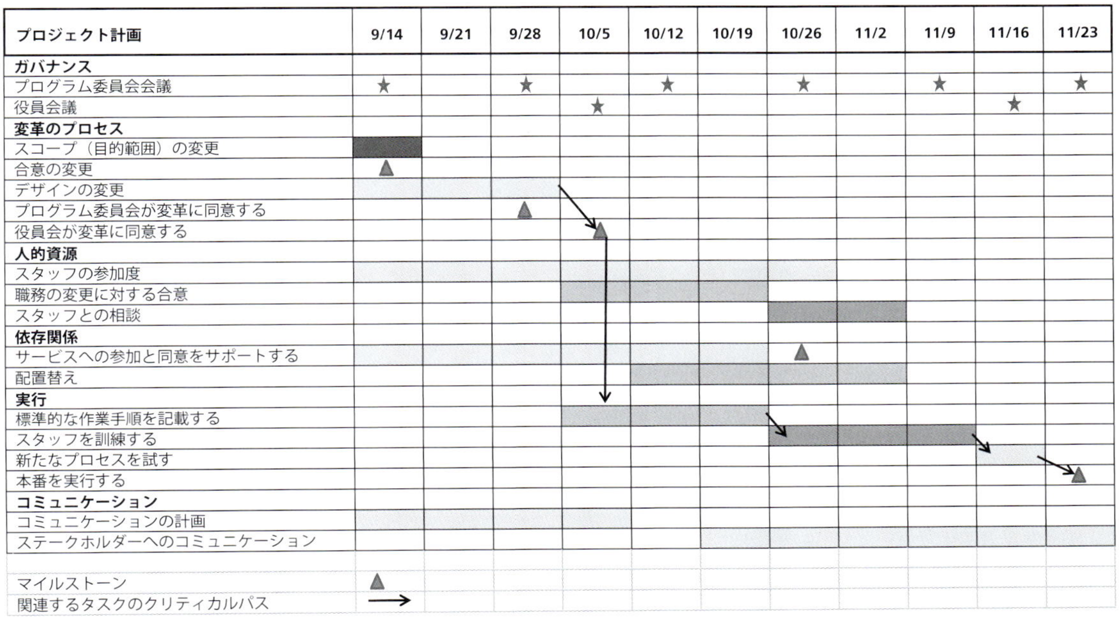

図 10.9　スプレッドシートプログラムで作成された簡単なガント・チャート

ものや，プロジェクトによって影響を受けているものなどである。例えば，がん手術を変更すると，病理部が影響を受ける可能性があり，手術室を変更する必要があるかもしれない。したがって，これらを列挙し，これらの依存関係にある重要なステークホルダーのプロジェクト計画への関与を確認することは重要である。

成功を測定し，祝福する

PID を覚えているだろうか？　進捗状況を追い続けるためには，何度も戻ってくることと，毎週，毎月，または四半期ごとに成功をどのように測定するかを理解することが重要である。財務上の利益をビジネスケースに当てはめるのであれば，質の改善も測定すべきである。チームが重要なマイルストーン（目にみえる成果）を達成したり，期待される改善が得られた場合に，成功を祝うことが重要である。これは，賞賛や感謝など，簡単にできるが，この段階での業務執行最高責任者の関与は本当に貴重である。業務執行最高責任者に病棟，診療所などに出向いてもらい個人的な感謝の言葉を述べてもらうことが効果的である（**Box 10.2**）。他には，プロジェクトを組織のニュースレターやウェブサイト上で認識させることなどが挙げられる。

プロジェクトがうまくいかない理由

プロジェクトは，主に以下の 3 つの理由によりうまくいかないことがある。

Box 10.2　ケーススタディ：
人々にとって重要なことを理解する

がん手術を関連病院の 1 つに集中させるプロジェクトに携わったとき，私が最初にしたのは，主要メンバー全員に連絡し，1 人1 人にコーヒーを煎れることでした。後から振り返れば，この行動はプロジェクトの成功には欠かせませんでした。初期段階に非公式な会議の場を設けたことで，影響力のある人物は誰で，支持的な人物は誰かを理解しやすくなりました。特に重要なのは，影響を受けるスタッフの動機，政治，恐怖を理解する助けとなりました。私が後に遭遇した最大の問題の 1 つは，スタッフが感じていたのが，仕事が変わることへの恐怖心だけでなく，彼らがこれまで積み重ねてきたキャリアが突然低く評価されるのではないかということでした。そのため，私が問題を理解して，スタッフを気遣っていることを彼らに認識してもらうことが重要でした。私がこれを達成した方法の 1 つは，手術中に 4時間，手術室で外科医の隣に座って，彼が感じているやりがいをいつでも話せる環境を作ることでした。次第に，その外科医は懸念していることを率直に語ってくれました。当時の私には解決策がありませんでしたが，プロジェクトの残りの部分で，私は敵ではなく味方であると理解してもらえました。

参加度 engagement

人々があなたのプロジェクトに十分に参画していない場合，すなわち，その価値を理解していない場合や，あなたをサポートするために時間を投資すべき理由が見当たらない場合には，プロジェクトは遅くなったり停止したりする。人々は矛盾する優先順位をもっており，プロジェクトは日々の仕事や応急処置のなかで，「あったほうが良い」あるいは「やろうとしている」追加的なメリットとみなされる。さらに一部の人々は，プロジェクトが成功しないことを望み，ブロックして邪魔をすることもある。

資源

上司のサポート，資金調達，運営チームのサポートのための十分な時間が不足すれば，プロジェクトの成功に影響する。

目標の散漫

医療現場は多忙であり，他の多くの問題と同時進行となっている。相対的に関心が集まらないプロジェクトは滞る。

成功のヒント

最後に，成功するプロジェクトのヒントをいくつか紹介する。

- ビジョンの一貫性と継続性がある
- 楽観主義と問題解決マインドを常にもつ
- さまざまな人々の動機を理解し，プロジェクトがどのように問題を解決し，人生や患者の生活を改善するかを人々に理解させる
- 人々をつなぎ合わせること。あなたはネットワークの中心に座っている
- 困難なときにチームを感情面でサポートする
- 質問や困難に迅速に対応する。沈黙は噂やさらなる懸念を生み出す
- 常に顔のみえる関係にする。電子メールや会議の背後に隠れないこと。物事を成し遂げる最善の方法は，人々を訪ねて会うことである。1 対 1 になると，人々は聴こうとする可能性が高く，あなたのビジョンを理解することができる
- ガバナンスを賢く使用する。会議は，あなたがグループ全体に理解をしてもらうための良い方法である。業務執行最高責任者に頼るのを躊躇しないこと。問題が拡大する前に，方向性を明らかにし，情報を知らせること
- 人々の期待を管理する。皆があなたのプロジェクトに

対してさまざまな期待をもっているので，その期待を確認し，その期待に応え，プロジェクトが進展するにつれて人々の期待を満足させる必要がある

- コミュニケーション，コミュニケーション，コミュニケーション

とりわけ，あなたの役割は単にプロジェクトマネジャーではなく，プロジェクトリーダーであると考えること。

文献

Eden C and Ackermann F.(1998) *Making Strategy：The Journey of Strategic Management*, Sage, London.

参考資料

Boddy B and Buchanan D.(1992) *Taking the Lead：Interpersonal Skills for Project Managers*, Prentice Hall, London.

Dwyer J.(2004) Project *Management in Health and Community Services*, Routledge, London.

Elbeik S and Thomas M.(1998) *Project Skills*, Butterworth–Heinemann, Oxford.

Graham N.(2015) *Project Management for Dummies*, John Wiley and Sons, Oxford.

Kotter J.(1995) Leading change：why transformation efforts fail. *Harvard Business* Review, 73（2）, 59–67.

Young TL.(1998) *The Handbook of Project Management*, Kogan Page, London.

CHAPTER 11

教育のリーダーシップ

Judy McKimm[1] and Tim Swanwick[2]

[1] Swansea University, UK
[2] Health Education England, London, UK

OVERVIEW

- 臨床教育は「混沌とした現場」である。医療機関，大学，その他の公共サービス部門に「プレイヤー」が存在する。
- 医学・医療教育は，1対1の監督や指導から，複数の教育機関の指導に至るまで，あらゆるレベルで行われる。
- 教育のリーダーが効果的に機能するためには医療の提供，高等教育の管理，質の担保，資金調達のメカニズムについて十分に理解している必要がある。
- 今日では，従来の専門的役割とその境界線は，患者のニーズに応じて変化してきている。
- 効果的な教育のリーダーシップは，現在と未来の患者ケアの質と安全性を確保するために不可欠である。

Box 11.1　臨床教育を推進する政策的・管理的背景

- アクセスの広がりと学習者の多様化
- 価値の選択
- 学生数の増加
- 国際化：学習者のグローバルコミュニティ
- プログラムのモジュール化
- 柔軟性の高い教育やトレーニングへのアクセスの向上
- 技術の進歩（例：e ラーニング，シミュレーション）
- 教育の質に対する責任性
- 患者安全と医療の質改善
- サービス配信プロファイルの変更：
  - ・市中セッティングへの移行
  - ・サービスの統合
  - ・患者の高齢化
  - ・慢性疾患や併存疾患の増加
  - ・患者の手間やアクセスを減らすような，処理速度の向上
  - ・新しい診療分野（例：ゲノミクス）
  - ・患者中心の医療
- 人員計画，資金調達，職務権限の変更
- 臨床教育の専門化：指導家の育成
- 専門的役割の再定義
- 移住とそれに伴うグローバルな労働力確保の課題
- 財務上の制約

はじめに

臨床教育を担う者は，刻々と変わりゆく環境のなか，チームと施設の管理・指導という二重の責務を担う。その際，さまざまな医療従事者と緊密に連携しながら，安全で質の高い患者ケアを提供している。本章では，医学・医療教育の背景について検討し，現在の教育システムと構造について議論し，医師やその他の医療専門家の教育におけるリーダーシップの役割について考える。教育のリーダーに関する課題としては，境界線を超えたリーダーシップ，資金と資源のコントロール，多職種連携教育，プロフェッショナルな役割の進化，学習上の技術変化がもたらす影響，参加者の広がりと多様性などが含まれる。

教育政策の文脈

臨床教育は，高等教育機関と医療機関にまたがり，両分野とも急速な変化を遂げている。新しい政策と戦略的イニシアチブの際限のない流れに対応していくことは，大きな課題である（Box 11.1）。

　生涯学習，包括性，参加者の拡大，国際化などの高等教育とより幅広い政策課題により，学習者の数は増加し，その背景も多様性を増している。シミュレーション，e ラーニング，m ラーニング（モバイル学習）などに代表されるように技術が進歩し，教育を提供する新たな方法の開発が盛んになっている。e ラーニングとモバイル機器の使用は，さまざまな場所や診療環境にいる学生の増加を管理しうる解決策となる（図 11.1）。一方で，臨

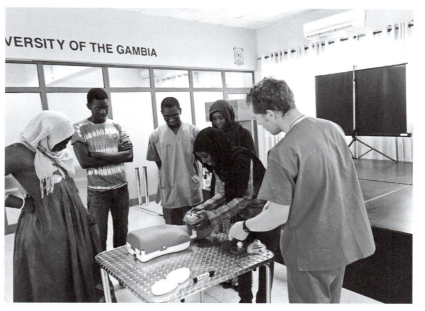

図 11.1 包括性，参加者の拡大と国際化 – これらは臨床教育を推進する因子の一部である
出典：Swansea University and University of the Gambia partnership in action より，Dr Jon Morris, Swansea University の許可を得て掲載

床教育は医療サービスの変化に大きく影響を受ける。労働力の計画と職務権限の取り決めはますます複雑になり，他の医療サービスのリーダー，規制当局，患者グループなど，さまざまな組織と連携しながら，臨床教育のリーダーとしての新たなスキルが求められている。さらに，プロバイダーの再構成，統合サービスの開発，地域社会へのサービスの委託は，（医師会のような）労働者が必要であり，どこでどのように学ぶかといった伝統的な医療の役割が変容していることを意味する（例えば，臨床の範囲が広がっていることなど）。

学生数の増加とサービス内容の変更によって，学習者の患者へのアクセスや直接臨床経験を積む機会が減少したことは特筆に値する。臨床およびコミュニケーションスキルラボなどの擬似的な環境では，代替案を打ち出してはいるものの，専門機関や実際に患者が必要とする職場ベースの臨床教育を計画したり提供することはますます困難になってきており，今までにないような創造的な解決策と，迅速に対応できるカリキュラムが今後は求められている。

臨床教育の仕組み（構造）

教育のリーダーシップは，卒前教育（免許登録前），卒後教育（登録後），生涯教育という3つの分野にわたって行われる。各医療専門職は独自の教育構造とプロセスを備えているが，分野間での類似点も存在する。文脈や文化ごとに別個の組織で実行されてはいるが，大きくは以下の6つの重要な機能領域に分けることができる。

- 資金調達
- 職務権限
- 教育機会の提供
- プログラムの制約
- 標準化の設定
- 医療職免許

これを説明するために，国際的な医学・医療教育においてこれらの機能を担う代表的な機関の例を表 11.1 に示す。

医学・医療教育の正式なリーダーシップは，専門機関，単科大学，総合大学，政府機関，医療・サービス提供者など，多くの組織や機関で行使される。ますます，我々は，戦略的主導力への「同意形成」を達成する方法として，教育機関と行政当局との間の協力関係が増大しているのをみることができる。カナダでは，国際的に広く採用されている CanMEDS 2015 カリキュラムの枠組みが開発されているのが良い例である（Royal College of Physicians and Surgeons of Canada 2015）。

基本的に臨床教育者はリーダーとしての業務に従事する必要があるが，実際にはこれは，大学や卒前教育の教員，教育プログラムの責任者，副学長，大学の講師，教授や学部長，学長など，職務に応じて行われる傾向がある。ここでの問題は，臨床教育のリーダーが正式な教育資格を取得していなかったり，たいていマネジメントやリーダーシップを取った経験がないまま重要な役職に昇進する場合が多いということである。

教育とサービス提供の統合

臨床教育を担うリーダーにとっての大きな課題の1つ

表 11.1　医学・医療教育における構造と機能の例

部門が果たす機能	卒前教育	卒後教育	生涯教育
資金調達	学生個人，政府，スポンサー	政府，被雇用者，個人，スポンサー	個人または雇用主
職務権限	国，地方自治体	国，地方自治体	個人または雇用主
教育機会の提供	大学（直接）と医療機関（臨床実習）	政府（通常は地方自治体レベルで配備される），大学（学術的な教育），医療機関	医療機関，大学，Royal College，学会，雇用主など多岐にわたる
プログラムの制約	規制専門家評議会や大学の医学・医療教育評価機構	専門家協議会	専門家協議会，雇用主，政府
合格判定	大学も含む協議会	他の専門機関との協議（例：Royal College）	協議会，大学，政府
免許取得とその更新	多くの国では，学生には免許を発行していないが，一部の国では協議会が限定的な免許を交付している	協議会，専門機関	協議会，専門団体

は，臨床と教育に関する資源配分である。臨床現場基盤型学習には教育的妥当性があり，学生と医師がそれぞれ自立した臨床家となるべく，現実世界での準備・訓練が不可欠である。

　ここから，いくつかの重要な問題が生じてくる。臨床現場基盤型の教育と学習は，目標に向かった問題解決においてすでに苦労している現場にさらなる負担をかけるものであり，患者安全の面でも懸念がある。また，教育スタッフと資源の面でも課題が残る。教育と臨床を真に統合できるかどうかは，教育を提供する臨床スタッフによって変わってくる。彼らにとって，教育はメインの役割ではなく，十分に準備できていないこともある。臨床教育のリーダーは，教育サービスのインターフェース，組織，職業，科目，専門職の境界について理解し，自ら積極的に，臨床現場基盤型学習を可能にする条件を見いだし，有効となるように設定することが求められる。

今ある資源のなかから未来の労働力を開発する

教育のリーダーが注意しなければならない点の1つは，"現在"のニーズに対してではなく，"将来"のための人材開発に焦点を当てることである。例えば，超専門家を育成するために必要な卒後教育や研修には，15〜20年かかることがある。しかし，将来そのように生み出された人材が果たして本当に必要だろうか？　もし必要でなければ，地域社会に根ざしたジェネラリストや，高度実践看護師など別のタイプの医療専門家が輩出されるように資源を転用すべきである。将来の患者のニーズを勘案して資源を転用することは，卒後医学・医療教育においてはとりわけ難しい。なぜなら卒後医学・医療教育では，

現体制ではトレーニングのポストが制限されたり，将来を見据えたトレーニングパスを構築するために負の投資や再投資を行えば，現在の教育が不安定になるかもしれないという課題を抱えているためである。

専門職の役割と責任の変化

医療サービスの変化に対応して，従来の専門的役割が疑問視され，再設計されつつある。過去には，専門家が将来求められる役割について，比較的明確な形で理解され，専門的訓練が一意的に行われてきた。今や，この状況は変化している。ほとんどの卒前教育プログラムは，依然としてかなり伝統に則った形で医師，看護師，薬剤師などを育成するように設計されているが，現場レベルでは，ソーシャルワーカーとメンタルヘルス支援の資格をもつ看護師など，医療従事者でありながらソーシャルワーカーの資格ももつ人材の育成を目指したプログラムが誕生しつつある。医療専門職，手術室専門職や手術助手などが担う役割が増加し，これらが学位レベルの教育と国の認可を受けた研修プログラムによって専門化されており，医療および関連する「職業」の数が増加している。

　診療する資格をもつ看護師や処方できる薬剤師など，レベルアップした臨床家の育成を通じて，患者のケアに対して，役割分担されたチームによるアプローチがますます進んでいる。資格を有する医療従事者の役割と責任は従来以上に拡大されているため，こうした労働力の変化がサービス，教育，伝統的職業のアイデンティティと職務に及ぼす影響は増している。そのため，教育のリーダーは，注意を払って専門的な役割と境界線を常に再構築する必要がある。

Box 11.2 多職種連携教育：利点と障壁

利点

学習者に，医療における役割の違いや責任についての学習を促す

他の専門職の貢献や役割に対する敬意を育む

他者との関係の中で，医療専門職としてのアイデンティティを育む

チームワークやコラボレーションのスキルを向上させる

患者のケアと健康状態を改善する

障壁

同じ時間帯に並行して行う業務や臨床上の計画を立てることが時に難しい

単一職業訓練プログラムは，専門家の「自分本位」なものになりがちである

さまざまな医療専門家のサポートが良好に機能する必要がある

うまくいかない場合，偏見がかえって助長されることがある

一部の学生（と教師）にとっては利益が得られない

Box 11.3 ケーススタディ：多職種連携教育を促す

ある大規模な総合大学の医学部には，医学科，看護学科，薬学科の3つの学科があった。学長は，学生が早い段階で他の保健専門領域の学生とやりとりすることで得られる学びも大きいと感じており，多職種連携教育を導入したいと考えていた。文献を読み，それによる障壁や制約について考慮したうえで，すべての学科から学生の代表者に参加してもらい，多職種連携教育の導入方法を計画することにした。交渉にかなりの時間を費やした末，代表者グループは，大学で学び始める最初の週に，医学部の学生全員に新しい授業を導入するように言われた。「新入生」向けの授業には，正式な教育社会イベントと，大学での学習内容の紹介が含まれていた。授業は大きな成功をおさめ，3学科共通カリキュラムにおける一定の学習成果を得るための足がかりとなった。

多職種連携教育

教育の動向は往々にして変化するものの，異なるグループの学習者が互いに学び合うような，**多職種連携教育 interprofessional education（IPE）**の実現が，教育のリーダーにとって長期的な課題となっている（Centre for the Advancement of Interprofessional Education 2011）。

　多職種連携教育は，実臨床における作業やコミュニケーションのパターンを反映して行われるため，学習者が実際のスキルを習得することができ，比較的安全な環境で育成される機会が与えられている。しかし，学習者が自分と同じ職種から学習を受けている最中である場合など，忙しい状況下では，多職種連携教育を行うことは容易ではない（Freeth 2014）。多職種連携教育の利点とそれを実現する際に生じる障壁を Box 11.2 にまとめる。また，これらの障壁をどのように克服しうるかについては Box 11.3 に示す。

責任性と自律性

> 「教師は，自らを芸術家や哲学者，文学者のように，外的権威によって支配されず，内在的な創造力に揺り動かされた一個人であると感じるとき，自分の仕事をうまくこなすことができる」（Russell 2009）

Bertrand Russell のこの言葉は，**責任性 accountability** と**自律性 autonomy** の間の微妙な境界線を行き来しなければならない臨床教育のリーダーにとって重要なジレンマをうまく表現している。すなわち，方針の実施においては相手の質問に応じながらも創造力を保つことや標準と照らして折り合いをつけることが必要であり，その一方で，臨床上の教育者が変革したい部分に関して自由な裁量で行えること，学習者とともに想像力を駆使して働くことも必要となる。実際，カリキュラムとその基準とがますます中央集権化し，教育現場の解釈と責任が末端に追いやられるにつれて，この両者のバランスをとるため，より高度で専門的な，システマティックなカリキュラムが組まれている。政府の教育機関による統一カリキュラムやフレームワークの例として，卒前医学教育に関する General Medical Council による *Outcomes for Graduates*（2015）や，医学・医療教育のスタンダードである *Promoting Excellence*（2016）などが挙げられる。

資源のマネジメント

患者の協力下で行われる学習機会がますます制限されている現在，医療現場のリーダーの重要な活動と課題は，教育を提供するために必要な人的・物理的資源を同定し，マネジメントすることである。臨床教育では，資金（存在する場合に）は，組織，部署，またはその内部および外部のさまざまな情報源からもたらされる。効果的（良い結果をもたらす）かつ効率的な（予算内におさまる）臨床教育を実現する機会があるかについて，リーダーは常に意識しておくべきである。特に，さまざまな専門家グループによるレベルの異なる学習者が参加し，資源・資材管理もまた複雑になるという点は過小評価されるべきではない。グループの参加者全員が，それぞれ別個の資金提供団体から参加している可能性もあるからである。教育環境を確保する際に生じる問題は，多くの場合，さまざまな方法による協力，創意工夫，より良い

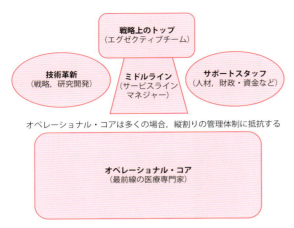

図 11.2　専門家集団でみられる官僚主義
出典：Mintzberg（1992）

プロフェッショナルな同僚を率いる

プロフェッショナルな同僚を率いることは，決して容易ではない。よく用いられる「自由気ままな人々を1つに束ねることは不可能である（herding cats）」という言葉に端的に表現されるように，専門組織は変化に対応するのが遅れがちである。組織を論じた戦略・組織分野の，"*Structure in Fives*"（1992）のなかで，Henry Mintzberg は **専門家官僚制 professional bureaucracy** の場合，組織の「オペレーショナル・コア」内に組み込まれた最前線の医療専門家の行動は，メンバー間のやりとりや，多くの場合は組織に入ってくる新しい存在によって緩やかに段階的に変化していくとしている（**図11.2**）。産業界や商業界などの他の組織形態とは異なり，医療専門家集団の基準は通常，医科大学や専門職団体などによって組織外部で規定され，各専門家はこれらの基準に基づいて高度の自律性を発揮する。その結果，専門組織内の戦略には，個々のメンバーが確実に担うことができるプロジェクトや主導力が蓄積されていく傾向がある。臨床教育における変革と改善を導こうとする人々に我々が伝えたいのは，中央集権型のリーダーシップは効果を生まないこと，トップダウンの方略では永続

可能性を模索することによって解決できる。予算がつけられていて創造的で柔軟性の高い教育方法（e ラーニングなど）を利用することも解決につながる。異なる専門家集団やスポンサー，その他の機関と協力することで，臨床研修センターやシミュレーションセンターなどの主要な教育施設を整備したり最適な形で活用することができる。

Box 11.4　臨床教育のリーダーの課題

個人的な問題
- 適切なワークライフバランスを維持する
- 上級管理職の価値観は，組織内の責任者の昇進に影響を与える
- 女性であること，キャリアブレイク，昇進，「ガラスの天井」
- 臨床的およびより高度な教育上の責任感・使命感を管理することが難しい
- 臨床現場を離れるかどうか決断する場合，それまでの臨床キャリアをどうするか考える
- 教育的役割は組織内で過小評価されることも多い

組織と文化の問題
- 自らの組織の歴史と人間関係，その組織の強みと機能を理解する必要がある
- 人々を管理し，指導し，チームメンバーがそれぞれ正しい役割とポジションについていることを実感できるようにする
- ワークライフバランスの問題，文化，仕事の精神
- 階層的または中央集権的な構造では，変革のマネジメントが妨げられることがある
- 臨床業務を減らして教育的役割に移ることが難しいと感じる臨床家もいる

競合する問題・課題に折り合いをつける
- サービスに影響を与えるような急速で複雑な変化に短期的に取り組む。意思決定に長い期間を要したり，長期契約を結ぶことが難しい
- 大学では，大きな責任を伴う教育と，急速な変化に曝されやすいサービスの提供という二重の課題がある。医学・医療教育のリーダーは，他分野の大学教育と比べて大きな負担を抱える。
- 大学教育の中核をなす価値（コアバリュー）について，医療需要（患者主導型，サービス主導型）と，大学教育（学生の研究主導型）との間の葛藤
- マネジメントのスタイルは，大学やそのサービスの内容ごとに異なる。大学職員は，過剰にマネジメントされることを嫌う場合があり，自律性を求めるが，一方で臨床スタッフは縦割りの伝統的な指揮系統で働くことに慣れている
- 複数の課題が併存する「混沌とした現場」である。リーダーは，現場スタッフが協働し連携して働くことができるように，サービスと大学のニーズを予測し，それに折り合いをつける必要がある
- 医学・医療教育のリーダーは，専門的かつ法的に，質の担保や資金調達機関のニーズに対応しなければならない
- 業務上多くの役割を担っている臨床家，そして研究成果を生み出すことになっている学者の動機づけが難しい

より広い課題
- 医学・医療教育のリーダーは，パートナーシップと教育を通じて，医療制度やその構造を変革し改善するための重要な役割を担っている
- 幅広い教育に関する課題を認識することで，リーダーは専門分野間の学習，学習方法の革新や多様性などの課題を前に進め解決に役立てることができる

出典：McKimm（2004）

的かつ根本的な変革をもたらすことはめったにないということである。

臨床教育のリーダーが抱える課題

臨床教育のリーダーにとって鍵となる課題を Box 11.4（McKimm 2004）にまとめる。これらの課題を認識し，個人，チーム，組織レベルで取り組む方法をそれぞれ模索することは，教育のリーダーが実行するうえでのチェックリストとフレームワークとして有用である。今日の学生は臨床家の卵であるため，教育，スーパーバイズ，トレーニングに関わるあらゆる臨床家は専門的な教育を受ける義務がある。あらゆるレベルでの教育のリーダーシップに焦点を当てる必要があり，誰もが何らかの形で教育のリーダーシップという役割を果たすことが求められている。主要な臨床教育活動とあらゆるレベルでの教育的イニシアチブは，困難ではあるが，プロフェッショナリズムの中心的な要素となるだけでなく，しばしば報酬（見返り）も得られるものである。大学，大学院，専門職大学院から教育知識と技能に関するサポートが行われているが，これらは医療現場のリーダーが臨床教育の原則と実践を理解するうえでも役立つ。教育システムとマネジメントシステムをより広く理解することにより，リーダーシップとマネジメントの関係性を理解でき，福祉サービス，学生，同僚など学習者のニーズに寄り添うことで，質の高い学習機会を提供することにつながる。

文献

Centre for the Advancement of Interprofessional Education (2011) *The Definition and Principles of Interprofessional Education*. <http://caipe.org.uk/about-us/the-definition-and-principles-of-interprofessionaleducation/> (accessed 12 February 2019).

Freeth D. (2014) Interprofessional education, in *Understanding Medical Education*, 2nd ed（ed. T. Swanwick), Wiley-Blackwell, Chichester.

General Medical Council（2015）*Outcomes for Graduates*, General Medical Council, London.

General Medical Council（2016）*Promoting Excellence：Standards for Medical Education and Training*, General Medical Council, London.

McKimm J. (2004)*Case Studies in Leadership in Medical and Healthcare Education：Special Report 5*, Higher Education Academy Subject Centre for Medicine, Dentistry and Veterinary Medicine, Newcastle-upon-Tyne.

Mintzberg H. (1992) *Structure in Fives：Designing Effective Organisations*, Prentice Hall, Harlow.

Royal College of Physicians and Surgeons of Canada（2015）*The Draft CanMEDS 2015 Physician Competency Framework*. Royal College of Physicians and Surgeons of Canada, Ottawa.

Russell B. (2009) *Unpopular Essays*, Routledge, London.

参考資料

Bush T. (2003) *Theories of Educational Leadership and Management*, 3rd ed, Sage, London.

Health Education England. Strategic Framework：Framework 15. <https://www.hee.nhs.uk/our-work/strategic-framework> (accessed 12 February 2019).

McKimm J and Swanwick T. (2014)Educational leadership, in *Understanding Medical Education*, 2nd ed（ed. T. Swanwick), Wiley-Blackwell, Chichester.

Swanwick T and McKimm J. (2014) Faculty development for leadership and management, in *Faculty Development for the Health Professions*（ed. Y. Steinert), Springer, New York.

CHAPTER 12 協働型リーダーシップと パートナーシップ

Judy McKimm

Swansea University, UK

OVERVIEW

- 医療と社会福祉が統合された形でうまく機能するためには，新たな働き方と新たな形のリーダーシップが必要である。
- コラボレーションとパートナーシップは，関連しているが別個の概念である。
- 連携医療は，健康アウトカムと患者体験を改善する。
- 協働型リーダーシップには，複雑な組織，機能，専門の境界を超えた作業が含まれる。
- 協働型リーダーシップには，具体的なアプローチと作業方法が必要である。

はじめに

今日では医療と社会福祉は統合され，サービスの提供者は幅広く分散したネットワークを構築し，資金調達の取り決めは複雑化し，責任性の所在も複雑化しているというのが標準的な状態である。このような状況においては，リーダーシップに対する協働的なアプローチが必要とされる。**協働型リーダーシップ collaborative leadership** を発揮する場合，幅広く存在する医療機関や社会福祉機関だけでなく，サービスの利用者，介護者，「第三セクター」のボランティア団体と協力し合いながら，他者とともに働くことが必要となる。このような，より複雑な作業現場に従事するために，臨床家は，システムや組織，そこに関係する人々，コミュニティについて幅広く理解しなければならない。また，新たな方法で働いたり仲間を導くことによって，リーダーシップを発揮する機会がもたらされる。

コラボレーションとパートナーシップ

コラボレーション collaboration と**パートナーシップ partnership** は，多くの場合，同じ意味として用いられるが，定義は異なる。コラボレーションとは，思慮深く文化的な使命感を伴う「プロセス」を指す。具体的には，エンドユーザーとコミュニティ全体に，より良い成果をもたらしたいという共通認識の原則と実践に対するものである（McKimm et al 2008）。その成果は以下から得られる。

- 相互に影響を与え合う関係者間の共同意思決定
- 意思決定の共同責任
- 結果に対する連帯責任
- 専門，機能，組織，システムの境界を超えた作業
- 資源，システム，プロセスなどの支援要因の確立

一方，パートナーシップは「関係性」と言い換えることができ，多くの場合，公式見解や法的な合意を通じて達成され，維持され，評価される概念である。

連携医療

連携医療 collaborative practice とは，さまざまな専門的背景を有する医療従事者が複数集まり，患者，家族，医療従事者，コミュニティと協力して，質の高い包括的なケアを提供することをいう。世界保健機関（WHO）は，連携医療によって人々の健康が増進され，医療システムが強化されることを明らかにしている（World Health Organization 2007）。高齢化や長期的な慢性疾患の管理などの主要な健康問題に取り組むためには，力強さと柔軟性を備えた協働的な労働力が不可欠である。医療提供のあり方は従来の個々による対応から集団的アプローチへと世界規模で移行しており，そこで

> **Box 12.1　医療システムの6つの構成単位**
>
> 良い**医療**とは，必要なときに，必要な場所で，最低限の資源を駆使して，効果的かつ安全で質の高い医療介入を必要とする個人および集団に提供することをいう。
>
> 　優れた成果を上げている**医療従事者**は，利用可能な資源・資材や環境がある場合，最良の健康アウトカムを可能なかぎり達成すべく，迅速で公平かつ効率的な方法で働く（つまり，有能なスタッフがうまく配置されており，反応が良く，生産的である）。
>
> 　うまく機能している**健康情報システム**とは，健康決定要因，医療システムの実現度が高く，健康状態に関する信頼できるタイムリーな情報を作成・分析・配布することができ，その使用を確実に行うことができるシステムをいう。
>
> 　うまく機能している医療システムでは，必須の**医療用品，ワクチン**，質や安全性・有効性・費用対効果の高い**技術**，そして科学的に妥当性があり，かつ費用対効果の高い使用法に対して公平なアクセスを保証してくれる。
>
> 　優れた**保健財政**システムでは，人々が必要なサービスを利用できるよう，適切な資金を調達し，財政難やそれにより人々が犠牲を払うことを防いでくれる。このシステムでは，サービス提供者と利用者の効率につながるようなインセンティブを提供してくれる。
>
> 　**リーダーシップ**と**ガバナンス**には，施策に関してよく戦略が練られた枠組みが確実に必要である。その枠組みによって，効果的な監視が可能となり，連合を構築したり，規制を行ったり，システム設計へ注意を払ったり，責任を達成できるようになる。
>
> 出典：World Health Organization（2007）

> **Box 12.2　連携医療のメリット**
>
> 患者ケアの改善：
> - 満足度向上
> - ケアがより受け入れてもらいやすくなる
> - 健康状態も改善される
>
> 医療サービスへのアクセス向上と関係者間の調整
> 専門の臨床資源と稀少な資源のより適切な使用
> 安全性の向上と臨床上のエラーの低減
> 減少できるもの：
> - 全患者の合併症
> - 入院期間と治療期間
> - 入院
> - 外来診療と訪問診療
> - 死亡率
> - 離職率
> - ケアの全体的なコスト
>
> 出典：World Health Organization（2007）

はコラボレーションという概念が活かされ，リーダーシップの枠組みや現在の診療，研究の取り組みに役立てられている。複雑な医療システムを構成する要素について，WHOの定義を **Box 12.1** に示す。これらの要素は相互に関連している。

連携のメリット

急性期病院やプライマリケア，地域医療の現場における連携医療のメリットに関しては，エビデンスがすでに蓄積されている（**Box 12.2**）。その効果は政府や関係機関によって十分に認識されており，医療政策と資金調達の流れはコラボレーションとパートナーシップを後押しする方向にますます向かっている。ここには，必要とされるサービスの改善と技術革新をサポートする体制がある。

　医療従事者が協力し合わない（したくない，またはできない）場合，患者ケアに与えるリスクは深刻かつ広範囲なものとなる。健康状態が改善されるかどうかは，多くの場合，健康問題に関係する従事者およびそれに関係しない労働者によって影響を受ける。例えば，より良い住宅環境，清潔な水，食糧，安全保障，教育，暴力のない社会などは，健康決定要因の上流に位置する広範囲な問題である。協働型の医療現場のリーダーは，「医療シス

テムをよく認識し」，「連携医療を準備し」，医療や医療システムという枠の外側から考える必要がある。

新たな組織形態と新たな働き方

> 「真に熟練したリーダーは，自らが取り組んでいる過程を明確に示す方法のみならず，状況に応じて自らの行動を変える方法を知っている」（Snowden and Boone 2007）

医療と社会福祉のあり方が複雑になるにつれて，かつての組織形態に代わり新たなシステムが誕生し，形式的な構造や地位に影響を受けることなく，非公式の相互協力によって形成される関係も生まれている。例えば以下のものが挙げられる。

- **ネットワーク networks とメッシュワーク mesh-work**：人やシステムの集合体で緩やかにつながっており，価値の共有，将来のビジョン，アイデアやプロジェクト（例えば，臨床ネットワーク，ある特定の利益を共有する研究グループなど）に影響を与える「相互作用」によって形成された関係
- **提携 alliance**：同様の性格，体系または考え方をもつ者同士の連携
- **連合 coalition**：ある特定の目的のために一時的に同盟を結ぶこと
- **コンソーシアム consortium**：同様の利益・関心に基づいた団体
- **コミュニティ・オブ・プラクティス communities of practice**：メンバーは，課題というよりは，知識の観点に基づいた共通の目標に向けて連携し，かつ状

況に応じて作業する1つのモデル（Wenger-Trayner and Wenger-Trayner 2015）

サービス提供に際して効果を上げるためには、適切な運用管理（タイムリーかつ効率的な方法で対応すること）、戦略的思考、効率の良い調整の3つを組み合わせる必要がある。また、サービスコーディネーターにとって、他者と協働すること、ネットワークを開発して使用すること、信頼と尊敬を得ること、問題に対処すること、統括して権限を共有すること、効果的な関係を構築すること、これらのすべてが必要不可欠である（Archer and Cameron 2013）。こうした新たな組織形態では、組織、専門職、部署、機能などの「各領域のはざま」で、多くの活動が行われている。システムが効果的に機能して協力し合い、ビジョンが一致していることを確認し合い、共通の問題に対処するためには、新たなタイプのリーダーシップの役割があらゆるレベルで必要とされる。これらの分野で喜んで働いてくれる人、仲介者として境界を超えて橋渡しをしてくれる人が必要とされている（Long et al 2013）（**図 12.1**）。

協働型リーダーシップ

協働型リーダーシップは、「新たなパラダイム」のアプローチとしてみなされている。そこには、質の変容を伴い、（偶発的な）状況に応じたものであり、拡散的または分散的で、価値に基づくリーダーシップ（第3章）が含まれる。このタイプのリーダーシップには、組織、職業または第三セクターに奉仕することで主導権を発揮するような、Greenleaf（1977）が言うところの「サーバントリーダーシップ」、思いやりのあるケアやリーダーシップの文化を生み出すことに重点を置き、組織のあらゆるレベルで責任の分配を行う「集合的リーダーシップ」（West et al 2014）が含まれる。リーダーシップについての従来の解釈は現在見直されつつあり、それに代わる統一的な見解はまだないが、Simkins（2004）はこれらの変遷の概要について、その一部をまとめている（**Box 12.3**）。

コンセンサスが高まるにつれ、変化が急に起きたり複雑でたちの悪い問題に対処する場合には、協働型リーダーシップが特に重要であることが示唆されている。個々の組織の状況や背景は複雑であいまいであり、集団的な分析を行うためには多面的な視点が不可欠となる（第8章参照）。

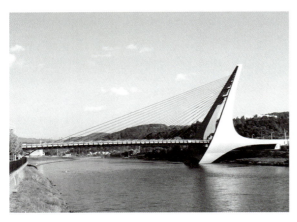

図 12.1　橋渡しをし、つなぐこと：効果的なコラボレーションにおいて鍵となる役割

Box 12.3　リーダーシップの従来の基準と現代に即した基準

従来の基準	現代に即した基準
リーダーシップは個人に根ざしている	リーダーシップとは社会のシステムによって生み出された共通の財産である
リーダーシップは階層構造に根ざしており、地位や役職と関連する	リーダーシップはあらゆるレベルでどこにでも起こりうるものである
リーダーシップはリーダーがフォロワーのために何か行動したときに生じる	リーダーシップとは相互に影響し合う、複雑なプロセスである
リーダーシップは単なるマネジメントではなく、またマネジメントよりも重要なものである	リーダーシップとマネジメントを区別することは重要ではない。両者はともに同じ人間によって実行される
リーダーとしてのあり方は人によってさまざまで、個性的な価値観を備えている	誰でもリーダーになりうる
リーダーは生みだされるものである	リーダーシップは後天的に習得できる
リーダーは組織活動においてきわめて重大な存在である	リーダーシップは組織活動に影響を与える多くの要因のうちの1つである
効果を上げることのできるリーダーシップは一般化して説明することが可能である	リーダーシップが発揮されている文脈はきわめて重要である
リーダーは権力をもっている	権力は組織やシステム内で分散され、分配される

出典：Simkins（2004）より

> **Box 12.4　効果的なコラボレーションに必要なスキル**
>
> - 信頼と信用を築く
> - 共通の背景をみつけ，協力して行動できるような共通の関心事について話し合う
> - 質問を重ね，相手が真に意味しているものを説明できるような例を探す
> - 積極的に傾聴し，協働相手と同じ立場に身を置いてみる
> - 協働する相手の気持ちを損なうことなく，自分の意見を述べる
> - あいまいさや重複を避け，明確であること
> - 会話中に感情的になっていることに気づき，有意義な対話を続けるために冷静さを取り戻す
> - 経緯を明確に説明し，会話し，対話する
> - 物事を無事に解決でき，何かを具体的に人に示すことができる（目にみえる成果）
> - ネットワークを構築し，人とシステムとをつなぐ「コネクター」の役割を担う
> - 自ら進んで学び，すべてを知っているわけではないことを率直に示す
> - 患者のケアや健康状態を改善しているかぎり，予期した結果とは異なったものであろうとも，それを享受することができる
> - 困難に強く，問題にうまく対処することができる
> - 謙虚な気持ちで，謝罪することができる

協働型リーダーシップのための個人の資質

協働型リーダーシップを発揮する場合，組織的役割や専門職の資格が機能せず組織・部門・専門分野の境界を超えて作業するような状況では，役職による力ではなく個人の能力を引き出す必要があるだろう（**Box 12.4**）。多職種連携チーム（第5章）で働くには，異なるリーダーシップアプローチと積極的なフォロワーが必要である。また，価値や働き方が多様な人々や団体から信頼を得るには，時間と努力と感情面での訓練が必要となる。

協働型リーダーは，コラボレーションのプロセスと成果に対する自らの責任感を例示し，協力のイニシアチブをとり，システム開発やサービス改善においても他者をサポートする。

権力，権限，影響力

協働型リーダーシップは，**権力power**や**権限authority**の問題と関連していくつかの問題を提起する。権力というものはあまりよくない言葉だと感じる人が多いが，コラボレーションを重んじるリーダーは，その言葉が潜在的に含むマイナスイメージに気を配りながら，権力の獲得と分配に慣れていく必要がある。パートナーシップやコラボレーションでは通常，財務やその他の資源に関する権力の不均衡，イニシアチブをとる正式なリーダーシップ（正式に授与されたもの，合法的な権力），個人または組織の実績や状況（指揮力），専門知識（専門家が有する実力），または責任性（例えば，資金調達のための）が含まれる。

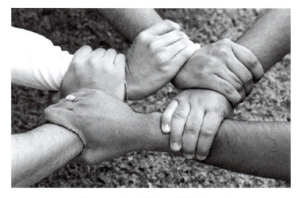

図12.2　リーダーシップに対する集学的アプローチ
個々の断片を組み合わせたものよりも強力な結果を生み出す。
Copyright iStockphotos.

効果的なリーダーシップを発揮するには，多くの場合，目標や価値や歴史観が異なる個人や団体との信頼関係を育むことが必要である。リーダーが内面的に成熟し，チームをコントロールできない状況を恐れない気持ちでいることで，権力の共有が可能となる。リーダーシップを発揮するにあたって，集学的アプローチによって生み出された権力は，何よりも強力である（**図12.2**）。特に，チームメンバーに重要な仕事や裁量・自立を与え，目にみえる形で評価を与え，関係を構築することによって，権力は「チームの人々から逆に得られる」こともある（Kanter 1982）。

医療チームに携わる人々は，リーダーシップの役割と行動について，それぞれ異なる期待を抱いていることがある。特に医療現場のリーダーシップとは，権限を有する個人に焦点を当てており，伝統的に「トップダウン」であり，階層構造がはっきりとしていた。上級医には多くの場合，患者に対して最終的な臨床上の責任があり，資源を管理する責任を負う。一方，近年では，他の（必ずしも医療分野に限らない）専門家がリーダーシップやマネジメントを発揮するような，より統合された医療へと変化したことによって，医療行為と成果責任がチームとして分担・共有されるようになった。これまでのリーダーシップのあり方に固執し続けることは，より垣根がなく，より専門分野をまたいだ，かつより協働型のチームが機能する必要性を奪い，そこから逸脱していると感じる医師がいるのかもしれない（**図12.3**）。

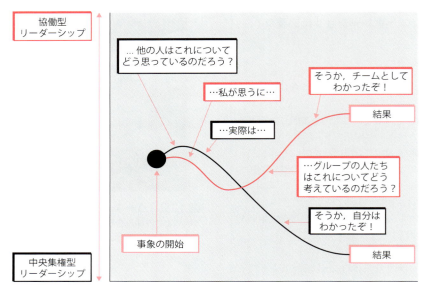

図 12.3　リーダーシップのギャップ
出典：anecdote® <https://www.anecdote.com>（accessed 13 February 2019）より

表 12.1　共有された協働型リーダーシップ

特徴	英雄型リーダーシップ	協働型リーダーシップ
どこで見いだされるか？	組織のトップ	組織内で，または組織を超えて存在する
意思決定と戦略	トップによって下される	組織の中心人物たちが問題を解決し信頼関係を築く
インパクト	権力によって握られ，保持される	チーム内の人々を促してそれぞれの力を引き出し，権力を皆で共有する
チームを導く方法	神話的/神秘的なオーラ，カリスマ的な権威，地位に付随した権力	協働し育む
信頼	プロセスとして見いだされる	関係性，個別の価値観，問題を解決することによって生まれる
変革	トップによってまず行われ，その後，部下が反旗をひるがえす	開発や革新を通じて実現される
報酬	ステークホルダー，リーダー，上級管理職が得る	組織の活動をサポートする者全員が得る その組織の活動に影響を受けたステークホルダー全員が得る

出典：Lee-Davis et al（2007）

コラボレーションの戦略

協働型リーダーシップを発揮する場合，そのリーダーは，意思決定の影響を受けるすべての人（ステークホルダー）が日々刻々と変化するプロセスの一部であることを確信している。これは「包括的なリーダーシップ」としても知られている。医療サービスを共同で提供する場合などの協働的な主導力が発揮される場合，あらゆるステークホルダーを早い段階で特定する必要がある。そのため，コミュニケーションシステムを確立する必要があるが，これは議論を重ね，課題に対応し，変更が生じればその修正に間に合うように，インプット・影響力および意見交換を行う場を設けることである。資金提供者や上級管理職から，迅速な対応や議論の早期解決を求められたら，建設的な協力と相談のための「思慮深い議論」が必要となる。

コラボレーションとパートナーシップ作業に対するサポートが十分なされた場合でも，共有された決定事項は多くの場合，契約上および法律上の形で実行される。これはチーム内部からの反発を呼ぶこともある。異なる組織間やチームメンバー同士に生じる協調を阻む障壁について理解し，リーダーシップとマネジメントの両方から得た知識と技術を駆使することで，結果的に境界を超えた連携医療が促される。それには以下が含まれる。

- それぞれの組織および専門家の責任と権限に対する意識を高める
- システムやプロセス，業務の方法を学び，コラボレーションを行う際の構造的・社会的障壁が何かを特定

| Box 12.5 | ケーススタディ：協働型リーダーシップと共同制作 |

大学や医療機関，社会福祉機関の上層部のリーダーたちが，メンタルヘルスの向上を目的とした地域連携の可能性について，サービス利用者と非公式に話し合う場を設けた。このグループは，シミュレーションに関する政策文書，実践的な効率の良い配置を実証するためにあらゆる組織に共通する必要性，質改善の課題，コミュニティにおけるメンタルヘルスの法律，協力する意欲など，重要な問題について余すところなく利用者に開示した。このグループは，協働を重視して，正式な手続きを踏んで共同作業を実現できるよう，資金調達に応募したプロジェクトの入札案を策定し，医療や社会福祉事業従事者のための教育プログラムを開始し，メンタルヘルスの問題を抱えている人々のために尽力すべく動いた。

その プログラムは，学部生や大学院生，そして経験豊富な臨床家が継続的に専門能力を高められるように開発された。これらの専門的な協働を通じて実現された患者ケアは，測定可能で影響力があり，このシミュレーションを通して保健医療および社会福祉の専門家のための全国研修プログラムの確立へとつながった。

し，それを克服する

- 目の前の仕事に挑戦することで，協働を支援し合う文化的な土壌を作り出す
- 資金調達や蓄積，またはその分割により，資金調達のメカニズムをチーム全体でどのように活用できるかを考える
- 新たなプロジェクトや新たな保健医療改革に携わることで，組織間の機能や組織の働きかけを促す
- 強力なコラボレーションを実現するため，「指導的連合」として，ステークホルダーの関与，団体として掲げるビジョンの定義，相互利益（協働によって生じるメリットや利益），そして目にみえる成果という形で，プロジェクトマネジメントアプローチを採用する
- 改革が有効に機能すべくネットワークを構築し，システムと協力者との連携をマップとして示す

協働型の医療現場のリーダーは，組織・職業・コミュニティ間で共有されている価値を特定し，育むよう努める義務がある。とりわけ，そのようなリーダーシップは，個人的な名誉ではなく，彼らが奉仕する人々や地域社会の利益のため，医療提供への真の永続的な変化を生むために発揮すべきである（**表 12.1，Box 12.5**）。

文献

Archer D and Cameron A.(2013) *Collaborative Leadership*：*Building Relationships, Handling Conflict and Sharing Control*, Routledge, London.

Greenleaf RK.(1977) *Servant Leadership*：*A Journey into the Nature of Legitimate Power and Greatness*, Paulist Press, Mahwah.

Kanter RM.(1982) The middle manager as innovator. *Harvard Business Review*, 60（4），95-105.

Lee-Davies L, Kakabadse NK and Kakabadse A.(2007) Shared leadership：leading through polylogue. *Business Strategy Series*, 8（4），246-253.

Long JC, Cunningham FC and Braithwaite J.(2013) Bridges, brokers and boundary spanners in collaborative networks：a systematic review. *BMC Health Services Research*, 13, 158.

McKimm J, Millard L and Held S.(2008) Leadership, education and partnership：Project LEAP：developing educational regional leadership capacity in higher education and health services through collaboration and partnership working. *International Journal of Public Services Leadership*, 4（4），24-48.

Simkins T.(2004) Leadership in Education：'What Works' or 'Makes Sense'？ Professorial lecture given at Sheffield Hallam University.

Snowden DJ and Boone ME.(2007) A leader's framework for decision making. *Harvard Business Review*, 85（11），68-76.

Wenger-Trayner E and Wenger-Trayner B.(2015) *Introduction to Communities of Practice*. <http://wenger-trayner. com/introduction-tocommunities-of-practice/>（accessed 13 February 2019）.

West MA, Eckert R, Steward K and Pasmore B.(2014) *Developing Collective Leadership for Healthcare*, King's Fund, London.

World Health Organization（2007）*Everybody's Business*：*Strengthening Health Systems to Improve Health Outcomes*：*WHO's Framework for Action*, WHO, Geneva.

参考資料

Bolman LG and Deal T.(2003) *Reframing Organizations*：*Artistry, Choice and Leadership*, 3rd ed, Jossey-Bass, San Francisco.

Fillingham D and Weir B.(2014) *System Leadership Lessons and Learning from AQaA's Integrated Care Discovery Communities*, King's Fund, London.

Goffee R and Jones G.(2015)*Why Should Anyone Work Here？ What It Takes to Create an Authentic Organization*. Harvard Business Review Press, Boston.

McKimm J and Phillips K（eds）（2009）*Leadership and Management in Integrated Services*, Learning Matters, Exeter.

CHAPTER 13

リーダーとしての自覚

Chris Lake[1] and Jennifer King[2]

[1] NHS Leadership Academy, Leeds, UK
[2] Edgecumbe Consulting Group Ltd, Bristol, UK

OVERVIEW

- 自分がどういう人間かはリードの仕方に表れる。
- 性格はリーダーシップの効力に大きく影響する。
- 臨床家は，彼らを優れた臨床家としている特性が，必ずしも優れたリーダーとなるために役に立つとは限らない（またはその逆の場合もある）ことを理解すべきである。
- 自己肯定感と自己認識はリーダーシップを育むための推進力である。
- リーダーは自分の強みを最大限に利用する必要があるが，「脱線」につながりかねないので，使いすぎないように気をつける必要もある。
- 自信喪失はリーダーを含むさまざまな職業や地位で普通のことである。
- リーダーは内省やフィードバック，指導を通じて育成され，より有能になることができる。

性格，態度，行動，リーダーシップ

「リーダーは先天的なものか，それとも後天的なものか？」これは昔からある問いだが，その答えは「両方」である。生まれつき人々を魅了し，刺激を与える性質をもっている人もいるかもしれないが，有能なリーダーになるための洞察力や技術を育むことは誰にでもできる。それは，自分自身を見つめ，自分の強みと限界に対する認識を高め，そして自分がリードする人々にそれらがどう影響するかを十分に理解することを意味する。研究の結果は明らかで，あなたがどういう人間かはリードの仕方に表れる，ということである。確かに，リーダーシップの効力を考えると，「……最も重要な要素は……感情表現の豊かさ，自信，自己決定力，内なる葛藤がないことの組み合せから得られる」（Bass 1992）。

しかし，性格だけでは，臨床家は良いリーダーにも悪いリーダーにもならない。むしろ，性格はリーダーがある一定の行動を取る傾向を作り出す。それらの行動は助けになることもあるし，妨げになることもある。さらに，患者のケアの技術的な側面では優れた臨床家とされる特性や行動が，医療現場のリーダーとしてはあまり助けにならないこともある。その上，診療の技術が知識（特に自然科学からの）の獲得の上に成り立っているのに対し，リーダーシップの技術は内省と（人間）関係に支えられている。

自分自身を理解することは性格の理解だけにとどまらない。個人的な内省には，自分の態度（自分の価値観がどのように行動に現れるか）や，感情，自己肯定感を理解することが要求される。これらのことすべて，そして自分たちが置かれている状況が，我々が優れたリーダーシップを発揮するための振る舞いや自制心に影響する。

心理的レベルモデル psychological levels model（Deering et al 2002）は，医療現場のリーダーとしての自分自身にどのような階層があるのか，またその「自己」が世界とどのように相互作用しているのかを理解するために役立つ枠組みである（**図 13.1**）。

このモデルは，医療現場のリーダーに以下のような行動を勧めている。

- 自分が働いている**環境**を意識し，ある状況で成功したことが他の状況では失敗するかもしれないと自分に言い聞かせること
- 自分の**行動**を意識し，「自分の指示を受ける側になるとどういう感じか」というリーダーシップの根本的な問題を心に置くこと
- 選好を超えた医療現場のリーダーとしての**技術**と**能力**を，訓練して積極的に伸ばすこと

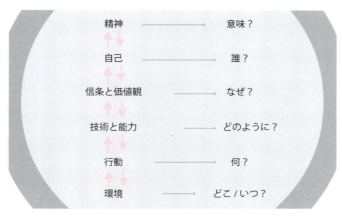

図 13.1　自己の心理的レベル

- 自分の**信条**と**価値観**を探ること。特に，自分が本当に大切にしているもの（自分が大切にしていると思いたいものではなく）が自分の行動にどのように現れているか
- **自己のアイデンティティ**を探ること。自分自身を本当は何者であると思っているのか？　臨床家？　リーダー？　その他のもの？　そして自分の自己肯定感を高めること（p.72「自信喪失と詐欺師症候群」参照）
- 自分自身と自分の仕事を自分の**精神**との関連で位置づけること。周りの世界とのつながりと，そこで，またはそこから見いだした意味

性格

「完璧な」リーダーのプロフィールを明らかにするために，数えきれないほどのリーダーシップ特性に関する研究がなされてきた。実際，第 3 章で言及したように，リーダーシップ研究それ自体が great man（偉人）（その時点ではリーダーシップは一方のジェンダーに特有の資質と考えられていた！）を詳しく調べることから始まり，そこからリーダーシップのいわゆる「性格特性」へと広がった。今日では，リーダーシップは性格を超えた意味があるものと認識されてはいるが，それでもそれは人に関わる問題なので，性格（特に自分自身の）を理解することはやはり非常に重要である。

性格に関する研究，特に職業心理学では，過去 30 年以上，性格の「ビッグファイブ」因子（Barrick and Mount 1991）として知られる 5 つの主要な要素を特定することに集中してきた（**Box 13.1**）。

リーダーとしての成功の一部分と関連するさまざまな性格特性は次のようなものと思われる。情緒的安定性（ストレスや挫折に対する回復力がある），外向性（社交的で積極的で活動的），経験への開放性（知的好奇心が強く，変化に適応でき，共感的），誠実性（集中でき，計画

Box 13.1　性格の「ビッグファイブ」因子

神経症傾向	感情的反応，安定の必要性
外向性	社交性，積極性，活動性
経験への開放性	独創性と新しい経験への開放性
協調性	順応性と協調
誠実性	集中し，組織化し，達成する意思

出典：Barrick and Mount（1991）

的で，忠実）（Judge et al 2002）。

ある特定の性格特性をもっていることに加え，有能なリーダーは 5 つのタスクをこなせなければならない。人々に刺激を与え，全力を注がせ，仕事が遂行できるようにし，努力を補強し（良い成果も悪い成果も管理する），学ぶのを助けることである。性格は，リーダーがこれらのタスクをどの程度有効にできるか，あるいはできないかに影響するであろう。例えば，誠実性の高いリーダーは，自分自身が集中できず無計画なリーダーに比べ，集中させることにより長けていそうである。協調性のあるリーダーは，仕事をしやすくしたり，参加させたり，報酬を与えたりすることはうまくできそうだが，成績不振に取り組むことはそれほど得意ではなさそうである。

リーダーシップは，臨床家にとって特に難しい課題を提示することがある。医療従事者の多くは，患者のケアに携わりたいという強い願いによって動機づけられている。彼らはもともと協調性が高いことが多い。この特性は優れた臨床家を作る可能性は高いが，優れたリーダーを作るとは限らない。リーダーは，他者を変えるためにあえて怒らせたり，また励ましたりする必要がある。対立に取り組んだり，リソースを強く求めたりしなくてはならない可能性もある。そのため，リーダーを務めようとする臨床家の多くは，自分の生来の利他的な性格が立ちはだかっていることに気づくことになるかもしれない。そして改善を実現することだけに専念する方法を学ばなければならない。時にはこのことで自分自身の価値観や個人的な意向と対立することになるだろう。これは常に避けられることではないかもしれないが，いつ，なぜこのような対立が起こるのかを理解することは，それらを管理する方法をみつけるうえで役に立つ。

性格「タイプ」とリーダーシップ

リーダーはそれぞれ，ある場面では役に立ち，他の場面では邪魔になるかもしれない独自の才能をもっている。これがよく知られたマイヤーズ・ブリッグス・タイプ・インディケーター Myers–Briggs Type Indicator（MBTI）（Kirby 1997）の前提である。MBTI は優れた

Box 13.2　マイヤーズ・ブリッグス・タイプ・インディケーターの側面

エネルギーはどこから得たいですか？

外向性の人 extraverts（E） は外界、特に人からエネルギーを得る傾向があり、思考を通して話し合うことを好む

内向性の人 introverts（I） は心の中の世界、特に思考や考えからエネルギーを得る傾向があり、内省の時間を好む

どのように物事を知りたいですか？

感覚的な人 sensors（S） は現実やデータ、事実、現在を重視することを好み、物事に連続的に取り組む傾向がある

直感的な人 intuitives（N） は全体像を見ることや、大まかに「勘」で作業すること、未来を好み、可能性やつながりを選ぶ傾向がある

どのように決断することを好みますか？

思考的な人 thinkers（T）は 公平で、基準に基づいた論理から客観的な決断を下すことを好む

感情的な人 feelers（F）は 個人的な感情に基づいた優先順位から主観的な決断を下すことを好む

どのように世界に対し自分の位置を確認することを好みますか？

判断的態度の人 judgers（J） は終結を求めることが多いため、計画を立て、整理し、体系化することを好み、結論に達する

知覚的態度の人 perceivers（P） は終結を避けることが多いため、選択肢を残しておくことを好み、柔軟で、自然で、順応性がある

Box 13.3　ケーススタディ：性格のタイプ

ファラは公衆衛生の研修医だった。マイヤーズ・ブリッグスの観点からは、外向性、感覚的、思考的、判断的態度への選好（ESTJ）が明らかだった。社交的な外向型（E）だったので、新しい職場でも早い時期から人々とつながりをもつことは難しくなかった。これはネットワークを早く築くことに役立った。プロジェクト管理における彼女の論理的な思考（T）スタイルと、データが豊富（S）で体系化された（J）取り組みは、同僚からの賞賛を多数集めた。彼女の性格上の選好は、この点では彼女のリーダーシップの実践の支えになっていた。

ところが、時々、特に急がされたりストレスを感じたりした時に、ファラはまるで単なる考えやアイディアではなく、疑う余地のない事実であるかのように、自分の意見を少々強過ぎるくらいに主張することがあった。彼女のコミュニケーション方法は、他の人にはいくぶん圧倒するように、時には偉そうにも受けとめられた。前には彼女に有利に機能していたのと同じ選好が、今は両刃の剣のように働いていた。

リーダーとなる性格タイプを特定するのではなく、人間の経験の核心に近い、以下の4つの側面に対する選好の違いを強調している。どうすると人はやる気が出やすいか、どのようにして物事を知りたいか、どのようにして決断を下したいか、どのようにして外界に対し自分の位置を確認する傾向があるか、である（Box 13.2）。

どの性格タイプであってもリーダーとなることは十分に可能である。MBTIの主題は選好であって、能力ではない。しかし、自分の選好や性向を知ることは、医療現場のリーダーにとって非常に有用である。そのような理解によってリーダーには選択肢ができる。例えば、リーダーとして最善の介入方法かどうかはわからないが、自分にとって容易にできることをするのか、あるいは自分の選好を超えて、患者のケアにとってプラスとなる、状況をよく説明した介入を行うのか、などである。

ケーススタディ（Box 13.3）では、ファラが自分自身の性格の「選好」についてよく理解することが、持って生まれた強さを集め、弱さを抑え、あるいはそれに対抗することに役立っていることがわかる。ある性格のタイプの傾向があることは、リーダーがある特定の方法でリードすることができないという意味ではなく、自分自身と、

自分の成長と、自分の行動を管理する努力が必要であるということを意味する。例えば、内省を好むリーダーは、もともと社交的でも話好きでもないかもしれない。しかし自分のチームとコミュニケーションをとったり、一緒に時間を過ごしたりする方法を学ぶことは可能で、それはメンバーの関わりや同意、フォロワーシップという点では利益となる。けれども、そのような成長には時間と努力が必要である。優れたリーダーは、自分自身に厳しくするのに加え、どのようなときに変革を起こせるか、そしてどのようなときに自分の考えを補完できる他のチームメンバーに頼むことがより生産的かを認識し、頼むことを受け入れる。

感情知性が高いリーダー

先に述べた心理的レベルモデルが示唆するように、効果的なリーダーシップは単に自分自身を知ることではない。自分が他者に対してどのような影響力をもつのかを自覚すること、そして管理することも必要とされる。

医療現場における優れたリーダーシップと、以下の項目との間に正の相関があることが証明されている。好ましい組織風土、組織の業績（質的にも財務的にも）、職員の積極的関与、患者の安全、経験、転機、罹患率、死亡率である（West et al 2014）。医療現場のリーダーの多くは知性があり、それぞれの技術分野では有能であるが、**「感情知性」**はやや劣るかもしれない（Goleman 1996）。Emotional Intelligence（EI）〔あるいは Emotional Quotien（EQ）〕として知られる感情知性は、行動を導くために感じることについて考え、考えることについて感じる習慣である（Sparrow and Knight 2006）。リー

ダーシップとは，明らかにある人が他者に与える影響のことなので，EIは効果的なリーダーシップの核心であると主張されている。Maddocks（2014）が記述した感情知性の16の側面をBox 13.4にまとめる。他の感情知性の理論とは異なり，このモデルは以下の点を前提としている。

- 自己肯定感あるいは自尊心は感情知性の中核にある。感情知性を発達させる最も効果的な方法は，自分自身の価値観に投資することである
- 自己認識（自分の身体とその感覚，知覚，状態に注意を払うこと）は，自己管理と他者に対する認識の両方に対する前提条件である
- 自分の衝動や行動を制御すること（自己管理）は多面的で，同僚との関係を管理するための前提条件である
- 感情知性を発達させる道は，自然な（しかしゆっくりな）成熟の過程の他に，批判的な振り返りがある

リーダーシップの「脱線」

多くのリーダーの評価の対象となる特性は，彼らを失脚させかねない特徴と常に同じものである。リーダーが強いストレスや長期のストレスに曝された場合（例えば新しい役割への異動や仕事量の多さ，疲労，不安，その他のプレッシャーの原因となるもの），非生産的になるほど過度に生来の強みを使ってしまうかもしれない。このように，強み（プラスの特性の上に築かれたもの）は弱さ（特性の中のマイナスの性質から引き出されたもの）に変わり，最終的にはその弱さが秩序を乱す行動を引き起こしてしまう（しばしば性格特性の「暗黒面」と呼ばれる）。

Hoganら（2001）は，そのような性格の脱線を11種類明らかにしている（Box 13.5）。医療現場のリーダーは，自分の強みに自分のリーダーシップを脱線させられることなく，その強みを発揮し続けられるように，自分自身の「暗黒面」の特徴を認識し，管理しなければならない。

リーダーの行動が許容できる一線を超えたときに，彼らに注意を促すためにタイムリーなフィードバックを行うことで脱線を防げる。そのような行動は，事実上ストレスに対する反応なので，効果的なストレス管理と，効果的なワークライフバランスの維持も「脱線」の防止に役立つ。

Box 13.4　感情知性の16の側面

敬意と認識

1　自尊心
　どの程度まで自分自身を受け入れ評価しているか。私は「OK」か？

2　他者への敬意
　どの程度まで他者を受け入れ評価しているか（彼らのすることが好きだ，あるいは認めるということとは別に）。あなたは「OK」か？

3　自己認識
　どの程度まで自分の身体や感覚，直感と触れ合い気づいているか

4　他者の認識
　どの程度まで他者の感情や状態と触れ合い気づいているか

個人内の感情知性（自己管理）

5　感情的回復力
　人生の避けられない災難に遭遇したときに，どの程度まで起き上がり，立ち直ることができるか

6　個人の力
　自分の人生の成果に対して，どの程度まで自分で決定し，そして責任を負うと信じているか

7　目的志向性
　自分の行動が，どの程度まで自分のもつ長期的な目的に関連している（達成に役立っている）か

8　柔軟性
　変化する状況に合わせるために，どの程度まで自分の考えや行動を順応させられるか

9　他者とのつながり
　自分を人々と分かち合うこと（率直であること）で意味のあるつながりを作ることがどの程度，どのくらいの容易さでできるか

10　信頼性
　信念をもち，信頼性があり，一貫性があり，近づきやすくあることで，どの程度まで他者の信用を得られるか

個人間の感情知性（関係管理）

11　信用
　他者を信用する傾向

12　バランスの態度
　楽観と現実のバランスをどれだけうまくとれているか

13　感情の表現と制御
　どの程度まで自分の感情が制御できるか，あるいは表現が豊かであるか

14　対立の処理
　どれだけうまく対立を処理できるか，どれだけ積極的に意見の相違に対応できるか

15　相互依存
　他者と働く時に，自分の欲求を満たすことと，他者の欲求を考慮することのバランスをどれだけうまくとれているか

感情知性の発達

16　内省的学習
　自分や他者が感じていること，考えること，することを深く考え，それらが生み出す結果に気づき，自分のやり方を最も適切なものに変えることで，どの程度まで自分の感情知性を高めているか

出典：Maddocks（2014）

Box 13.5　リーダーシップの脱線

	プラスの特性	マイナスの特性	暗黒面
興奮しやすいリーダーは，物事を個人的に受け取る傾向があり，神経質になったり，予測できなかったり，気難しくなったりすると一緒に働きにくい	熱心	気まぐれ	怒りっぽい
懐疑的なリーダーは，疑い深くみえる恐れがあり，他者の動機や真の意図に対して常に疑念をもつようになると一緒に働きにくい	鋭敏	疑り深い	信用しない
慎重なリーダーは，失敗することや批判されることを過度に心配するかもしれない。そしてチームの正当な要求のために立ち上がったり，チームの代わりに戦ったりすることに気が進まないように受け取られると一緒に働きにくくなる	安全	リスクを嫌う	心配しすぎる
控えめなリーダーは，よそよそしく，無口で，他者の感情に対して興味も気づきもないようにみえるかもしれない	自立	よそよそしい	孤立している
のんびりしたリーダーは，他の誰かの課題のために働くことに消極的に見えるかもしれない。そのような人は自分のやり方にこだわり，自分の方法で働くと決めていて，急がされるのを嫌がり，人々の要求を無視し，しつこく主張されると怒りっぽくなると思われる可能性がある	協力的	抵抗的	受動攻撃的
大胆なリーダーは，自分の見方や意見を押しつけすぎて，時には強い権利意識をもっていたり，自分の能力を過大評価していたりするようにみえるかもしれない。威圧的で，誤りを認めたり忠告に耳を傾けたりするのを嫌がっていると考えられる恐れがある	自信に満ちている	自信過剰	傲慢
いたずら好きなリーダーは，時には自分の魅力という才能を巧みに利用するかもしれない。危険を冒し，限界を試すことを楽しんでいるようにもみえるかもしれず，すぐに退屈して刺激を欲しがる	魅力的	人につけこむ	人を操る
派手なリーダーは，注目の的になることを好み，それ自体が目的となる可能性がある。このような人は止めることができなくなるかもしれない。また，自分が身勝手にみえたり，気を引こうとしているようにみえたり，浅はかにみえたりするままにしてしまう	陽気	人騒がせ	大げさ
独創的なリーダーは，アイディアが多すぎて逆効果になるかもしれない。型破りな考え方や行動がもたらす影響の判断を誤った場合，このような人と一緒に働くのは気まずい	創造的	風変わり	奇妙
勤勉なリーダーは，もう少し大まかな取り組みのほうが適切なタスクに対し，見境なく一様に高い基準を適用するリスクを取る。彼らは他者の成果に過度に批判的で，また，なかなか人に任せることができない	根気強い	完璧主義	杓子定規
従順なリーダーは，全員を喜ばせようとしているようにみえるために，彼らの決断能力や自主的な行動を取る能力に対する疑いを引き起こすかもしれない	忠実	お人好し	依存的

出典：Hogan et al（2001）

自信喪失と詐欺師症候群

脱線を起こすその他の原因に自信喪失がある。あなたはこれまでに，密かに自分は不適格だとか，仕事に向かないという根強いけれど抑圧された感情をもったことはあるだろうか。この感情は**詐欺師症候群（インポスター症候群）**imposter syndrome と呼ばれ，まったく正常なものである。あなたが詐欺師症候群を経験した（あるいは苦しんだ）大半のリーダーの1人だとして，何がで

きるだろう？

- 正常だと信じること。周りにいるあなたが立派だと思う人をみて，彼らも同じ経験をしていることを知ること
- フィードバックを求めること。詐欺師症候群は，実のところ実際の自分自身の価値を否定すること（**図13.2**）なので，より公平な意見をしてくれる人を探し出すこと。おそらく彼らは，あなたは完璧ではないけれども，おさめた成功に値すると言うだろう
- 肯定的なフィードバックを蓄えておき，必要なときに

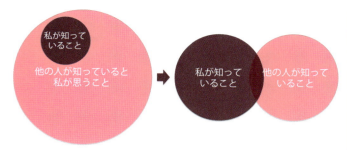

図 13.2　詐欺師症候群とその克服

それを利用すること。患者からの「ありがとう」でもいいし，同僚からの「よくやった」でもいいし，マネジャーに認められることや良い評価をもらうことでもいい。コンピュータに「私の賞賛」ファイルとして保存して，必要なときに掘り出せる回復薬の宝庫としている人もいる

医療現場のリーダーとしての成長

どんなリーダーも，実際にはどんな人間も，「完全」なはずはない。「完璧な」性格特性を持つ人など1人もいない。しかし，リーダーは自分の性格を変えることはできるのだろうか？　性格は時間が経っても相対的に変わりにくいものなので，リーダーが元来もっている性格を変えようとしても，できることはあまりないと強く主張する専門家もいる。けれども，自分の特性や選好，習慣，決まったやり方に対する認識を深めることで，自分の性格をより優れたリーダーシップ効果に利用することは十分に可能である。

その一方で，性格を変わらないものと評するのは役に立たないうえに，実際，真実ではなく，自己啓発は十分可能だと考える人もいる。そのような評論家の考えは，ピアジェの子どもの発達理論に基づいている。ピアジェは，自己啓発には**同化 assimilation** と**調節 accommodation** の2つの継続する過程があると主張している。同化は，すでに存在している自分と矛盾しないやり方で成長するときに起こる。例えば知識の獲得である。一方，調節は，自分が知っている自分自身に適合しない現実に直面したときに起こる。そして重要なのは，与えられた学習を拒否するのではなく，自分自身が変わることを許したときに起こるということである。この2つの過程を図13.3で説明する。

医療現場のリーダーにとって特に難しい問題は，臨床家がますます知識と技術の獲得に熟練すると，彼らが受ける訓練の大部分が同化の巧みな使用を強化し，報酬を与えるものになることである。しかし，医療現場のリーダーとしての成長を成功させるのは調節の仕事で，そこでは持続的な振り返りの過程がリードの仕方を学ぶ鍵と

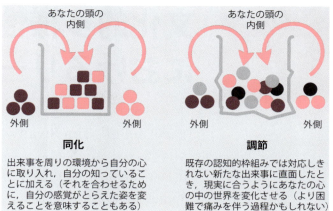

図 13.3　同化と調節

なる。自己変革の旅である。第17章でその旅を支える最良の方法について述べる。

文献

Barrick MR and Mount MK.(1991) The Big Five personality dimensions and job performance：a meta-analysis. *Personnel Psychology*, 44, 1–26.

Bass BM.(1992) Assessing the charismatic leader, in *Frontiers of Leadership*(eds M. Syrett and C. Hogg), Blackwell, Oxford.

Deering A, Dilts R and Russell J.(2002) *Alpha Leadership*, Wiley, Oxford.

Goleman D.(1996) *Emotional Intelligence——Why It Can Matter More Than IQ*, Bloomsbury, London.

Hogan R and Hogan J.(2001) Assessing leadership：a view from the dark side. *International Journal of Selection and Assessment*, 9, 40–51.

Judge TA, Bono JE, Ilies R and Gerhardt MW. Personality and leadership：a qualitative and quantitative review. *Journal of Applied Psychology*, 87（4），765–780.

Kirby LK.(1997) Psychological type and the Myers–Briggs Type Indicator, in Developing Leaders：Research and Applications in Psychological Type and Leadership Development（eds C. Fitzgerald and L. K. Kirby), Davies–Black Publishing, Palo Alto, CA.

Maddocks J.(2014) *Emotional Intelligence @ Work*：*How to Make Change Stick*, JCA Occupational Psychologists, Cheltenham.

Piaget J.(1952) *The Origins of Intelligence in Children*, International University Press, New York.

Sparrow T, Knight A.(2006) *Applied Emotional Intelligence*：*The Importance of Attitudes in Developing Emotional Intelligence*, John Wiley and Sons, Chichester.

West M, Eckert R, Steward K and Pasmore B.(2014)*Developing Collective Leadership for Healthcare*, King's Fund, London.

参考資料

Yukl G.(2009) *Leadership in Organizations*, Prentice Hall, Englewood Cliffs.

Yukl G.(2012) *Effective leadership behaviour*：*what we know and what questions need more attention*. Academy of Management Perspectives, 26（4），66–85.

CHAPTER 14

文化的多様性のある医療サービスにおけるリーダーシップ

Tracie Jolliff[1], Tim Swanwick[2] and Judy McKimm[3]

[1] NHS Leadership Academy, Leeds, UK
[2] Health Education England, London, UK
[3] Swansea University, UK

OVERVIEW

- 医療従事者と患者は，ますます文化的に多様化している。
- 多様性と平等性への対処は，確実に効果的な医療の提供をするための鍵である。
- 有能な医療現場のリーダーは，文化的な知識をもっている。
- 文化的要因への対処は，医療ミスを減らし，患者に対する安全性と医療の効果を高めることにつながる。
- 多様性と平等性を支える法的枠組みの理解は，安全かつ効果的な診療のために不可欠である。

はじめに

世界中で人々の多様性は急速に増している。そのため，臨床家が考慮すべき重要な点は，いかにして文化的に多様な医療サービスの中でリーダーシップを取るべきか，ということである。しかし，人種的に多様なサービスにおいてリーダーシップを取ることの意味を真に理解せずに，文化的に多様なサービスでリーダーシップを取ることは不可能である（Chettih 2012）。そこで本章では，主に医療現場において，人種や民族性（**Box 14.1**）に関連して生じる多様性の問題に重点を置くことにする。ジェンダーの問題は第 15 章で取り上げる。人口統計学的背景や法的背景はその国特有のものなので，ここでは英国国民保健サービス National Health Service（NHS）の例を挙げるが，本章に書かれている一般的な内容は他の医療制度にも当てはまるものである。

多様性と平等性

多様性 diversity は，個人差と集団差を認識すること，そしてあらゆる人の社会への貢献を評価することと関

Box 14.1　人種，民族性，文化

人種

人種 race という用語は，推定される祖先から受け継いださまざまな身体的特徴の組み合わせに基づいて，人々をグループに分ける概念を指す。しかし，そのような顔立ちや特徴は連続的な分布のどこかに位置するものであり，相互に排他的な人種的カテゴリーに遺伝的根拠はない。社会学者の多くは，はっきりと区別された人種というものは存在せず，ただ人間 1 人 1 人やグループの間の種々の身体的，遺伝的バリエーションがあるのみだと主張するだろう。つまり人種という概念は，人種差別と同様に社会的に構築されたもので，社会的に意味のある身体的特徴に基づいた偏見である。

民族性

民族集団/民族性 ethnicity は，通常そのメンバーが同じ国籍や共有する文化的伝統によって互いを認識する人口集団と考えられている。さまざまな民族集団を区別する最も一般的な特徴は，歴史感覚や言語，宗教，服装である。民族的な違いは受け継ぐものではなく，後天的に習得するものである。しかし「民族性は静的な概念からはほど遠く」，「グローバル化や異民族間の結婚，移住の性質の変化，移動や交通手段の大規模な変化などが，民族性を維持し，保ってきたものに対する課題になっている」（Office for National Statistics 2000）。

文化

文化 culture もまた，つかみにくい概念であるが，「言語や考え，コミュニケーション，行為，習慣，信条，価値観と，人種的，民族的，宗教的，あるいは社会的グループのしきたりを含む人間の行動の総合的なパターンである」と定義されている(US Department of Health and Human Services Office of Minority Health 2000)。健康関連の行動における文化は，「直接的に健康に関係する行動に関わるか，間接的に関わるか，あるいは医学・医療教育のメッセージの受け入れや適応に影響する，独自の共有する価値観や信条，慣習」と定義されている（Pasick et al 1994）。

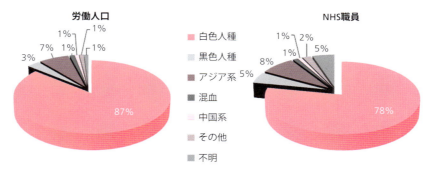

図 14.1　NHS 職員（イングランド）の多様性
出典：NHS Employers<www.nhsemployers.org>，2015（accessed 14 February 2019）

わっている。Jehn ら（1999）は 3 種の多様性について述べている。

- **社会的カテゴリー** social category：人口統計学的な違いに関連
- **情報** information：知識や教育，経験に関連
- **価値** value：性格や考え方

多様性に関する課題として，性格，社会階級，職業あるいは職歴，学業成績，ジェンダー，障害，性的指向，年齢，民族性などの問題が取り上げられる。

一方，**平等性** equality は以下のように定義される。

「……各個人が最大限に自分の人生を楽しみ，才能を生かすための平等な機会をもつことを保証すること。また，どこで，何者として，誰のもとに生まれたか，何を信じるか，あるいは障害があるかないかなどによって人生における機会を奪われる人は誰もいないと信じることである。平等性は，歴史的に見て，例えば人種や障害，性別，性的関心などに関して，ある特定の特徴をもつ人々が差別された経験をもつことを認識している。」（平等人権委員会 2015）

平等アプローチによって，集団としてのアイデンティティに基づいた経験のパターンや，個人の健康や人生における機会が制限される過程を明らかにできる。例えば，**黒人および少数民族** black and minority ethnic（BME）グループは NHS の職員全体の 16.7％を占めるが，理事会レベルの BME リーダーの割合は全国で 7.4％以下である（Kline 2014）（図 14.1）。このような統計的数字は，BME 職員の発展する力を反映しているのではなく，むしろ人種間の平等に関わる問題に対する上層部の責任の欠如や，それに対応する，職場で自分達が過小評価されているという BME 職員の感覚を示唆していることが示されている（Kline 2014）。組織や制度に不平等が深く根付いている場合，それは「制度的な人種差別」である。

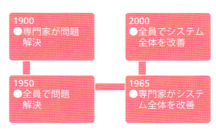

図 14.2　リーダーシップとマネジメントの歴史的傾向

文化的多様性のある職場のケース

今日では，質の高い医療を多様な人々に提供することを目標とする医療制度にとって，その人材がサービスを提供する対象の人々の多様性を反映していることが必要条件であると一般的に認められている。その必要性には多くの理由があると考えられる。

第一に，複雑化が加速する世界においては，さまざまな課題や問題に対する創造的で多様な考え方が要求されるということである。Weisbord と Janoff（2010）は，なぜリーダーにとってこのことが重要かを強調している。彼らは，改善のためのリーダーシップの歴史的傾向を記述し，最終的には制度全体の改革に「全員」が参加するようになっていることを示している（図 14.2）。これが**インクルーシブリーダーシップ** inclusive leadership であり，ビジネスの分野でも，文化や組織風土の改善に対しても，非常に効果的であることが明らかになっている。

進化と発展のために，制度の内部には多様性が必要である。課題や問題に対処するための大きな知的資本は多様な人材によりもたらされる。しかし，文化的な背景の影響や他者の認識などのさまざまな要因のため，誰もが参加のための機会を平等に与えられているわけではない。

人材に人種的多様性が欠けていると，革新の妨げになるだけでなく（Hewlett et al 2013），サービス提供者の意思決定にマイナスの影響を与えかねない。この提供者は，少数民族が多数を占める困窮したコミュニティの

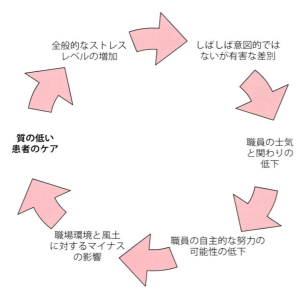

図 14.3 医療制度内の差別の影響

> **Box 14.2 文化的多様性の認識が求められる，よくみられる医療的な状況**
>
> - 疾病対処行動
> - 裸に対する考え方
> - 誕生儀式
> - 避妊
> - 輸血
> - 意思決定にあたっての介護者や家族の関与
> - 衣類や服装の基準
> - 病気や治療，ケアに関する概念
> - 障害とリハビリテーション
> - 言語と通訳の要件
> - 緩和ケア，死への準備，臨終と死にまつわる儀式
> - 医師の性別や文化に対する好み

ニーズにはおそらく応えられないだろう（Salway et al 2013）。その逆に，医療従事者の中で割合の少ない少数民族の人数を増やすことと，最も弱い立場にある人々に対する医療の成果の向上との間には相関関係がある（Betancourt et al 2003）。

人材に文化的な多様性があると，自分達の中にある違いに対する認識を高め，より受け入れられるため，差別の防止につながる。差別は，差別される対象となった人々にとって有害で，職員の気分を悪くさせ，さまざまな健康問題の一因となる（Williams and Mohammed 2009）。差別の影響は悪循環を起こしかねない。やる気のみられない職場になったり，職員の士気を下げたりする原因になり，集団や個人としての自発的な努力の可能性もつぶしてしまう。そしてその結果，職場の環境や風土が悪化する。これが組織全体のストレスレベルを上げることになり，患者のケアにとってマイナスの影響を与える（West and Dawson 2012）（図 14.3）。

このように，あらゆるレベルの職員の人種的および文化的な多様性の欠如が，患者の予後不良につながり，医療における不平等が改善されないことに大きく関わることに加え，経済全体に悪影響を及ぼすことを示す報告が相次いでいる（Ayanian 2015）。

文化的能力

文化的能力 cultural competence は，「文化，言語，階級，人種，民族的背景，宗教，その他の多様性の要因の異なるすべての人に対し，個人や家族，コミュニティの価値を認め，肯定し，尊重するようなやり方で，さらにお互いの尊厳を守り，維持するようなやり方で」対応することができる能力と定義される（National Association of Social Workers 2001）。

インクルーシブリーダーは，人と人との違いに対する敬意や価値を見いだす，寛容さに根ざした高い文化的能力と知性を示す。自分自身の文化的信条と実践，そして偏見と先入観に対する気づきと，他者が信じる真理や現実は自分とは異なるという認識から始まるものである。同じことを行うための「正しい」方法は1つではないことを意味している。

文化的能力の高い医療を実践するために，患者の意思決定の過程に反映される文化的および宗教的態度や価値観が認識される必要がある（Chettih 2012）。並行して，これらの関係が機能している場所において，優勢な文化がどれほどの影響力をもつかを理解し，関連する物の見方や価値観の違いに気づくことも必要である（Panos and Panos 2000）。医療制度は，より患者個人の特定のニーズに合わせたものになっているため，目標とする行為が必要とされる場所において，どこに文化的差異の重要な領域があるのかを，臨床家が理解することも必要である。さまざまな文化の人々に医療を提供するために，異なるアプローチが必要とされるよくある状況の例を **Box 14.2** に示す。

医療現場のリーダーは，さまざまな文化の規範や価値観を正しく評価し，それがリーダーシップやそれに伴う行動をどうとらえるかを理解する必要もある。このような理解はより効果的なリーダシップ（とフォロワーシップ）の実践を可能にし，その結果，より適切で，より文化的に配慮されたケアを患者に提供することができる。

医療現場のチーム内の文化的差異がもつ影響を理解することも，患者の安全にとって極めて重要である。航空業界を例にとってみると，空の安全に関する事故の多くは，機長と副操縦士の関係から生じたものも含む，コ

ミュニケーションの失敗に起因していることが研究結果からわかっている（Helmreich and Merritt 2000）。リーダーが自分たちより社会的序列では上にいると感じている若手職員が多い場合，彼らの服従心や権力に対して疑いをもたない姿勢が大きな問題を起こす可能性がある。このような不快な感情は，不確実なことがあって，より柔軟な対応をすればリスクが回避できるかもしれないときに，決まった手順にこだわるチームを作ってしまう。

Bleakley（2006）と Lingard ら（2004）の手術室や集中治療室における社会的アイデンティティの研究によると，医療現場においては，コミュニケーションの失敗（ミーティングで発言できなかったり，何かが間違っている時に指摘できなかったりすることを含む）や，文化的背景に基づく思い込みあるいは行動は，患者の安全を脅かし，医療ミスを増やす。部下がリーダーに対して期待すること（その逆も）は，文化によって大きく異なる。チームや専門家グループ間の良好で，明確で，オープンなコミュニケーションが可能であるように細心の注意を払うことは，文化的能力の高いリーダーにとって重要な役割である。医療現場のリーダーが自分たちの診療と関連のある多様な文化の価値観を受け入れ，取り入れられないと，常に患者が犠牲になってしまう（Chettih 2012）。文化的能力はリーダーシップに絶対に欠かせないスキルである。

文化的安全

文化的安全 cultural safety という概念は，「誰であるのか，何を必要としているのかという個人のアイデンティティが攻撃されたり，疑われたり，否定されたりしない」安全な環境を表している（Ramsden 1992）。最も文化的に安全な雰囲気を提供できる，あるいはその力を備えているのは，文化を同じくする人々である。文化的能力・文化的安全という概念は，文化的に適切な健康・雇用・教育を実践し，自己啓発を進め，より良いサービスを提供するための基盤となる。世界保健機関（WHO）と国連の健康に対する権利宣言は，文化的に適切な医療制度に対する権利を含んでいる。これにはさまざまな治療法（伝統薬や伝統的な医療など）を求める権利や，自己決定の権利が含まれる。そのため，文化的な要因によって生じる医療における不平等には，社会的，組織的，専門的，対人的など，さまざまなレベルで取り組む必要があるだろう。

人種，民族性と医療現場のリーダーシップ

英国 NHS の例に戻るが，人材の多様性を考えると，さ

採用
最終選考に残ったBME候補がその後採用された%

出典：Discrimination by appointment‒Public World 2013
2010 〜 13 年の 30 のトラストの標本とデータに基づく

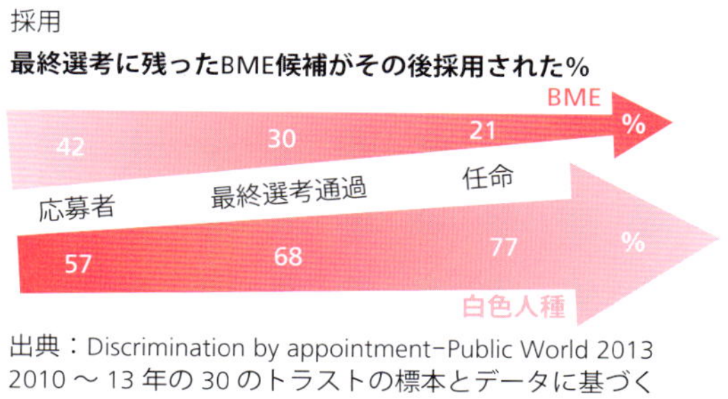

図 14.4　採用過程の人種差別
出典：NHS Providers（2014）

まざまなレベルのサービスのリーダーにその多様性の割合が反映され，分布していることが当然予想されるだろう。しかし，実態は大きく異なっている。**図 14.4** に示すように，黒人および少数民族（BME）の割合は，採用活動の過程で減少してしまう。

Kline（2014，p.4）は，「シニアマネジャーや上級シニアマネジャーに占める BME の比率は 2008 年から増加しておらず，過去 3 年ではわずかに減少している。ロンドンの白色人種の職員がシニアマネジャーや上級シニアマネジャーである可能性は，黒人および少数民族の職員の 3 倍高い」と指摘している（**図 14.5**）。さらに，懲戒の手続きや解雇，差別などの雇用に関するマイナスの指標に関しては，NHS の BME 職員が多数を占めることも明らかにしている（**図 14.6**）。

役員レベルの人種的・文化的に多様な職員の割合が非常に少ないことは，組織の人材がサービスを提供する対象の人々の多様性と「同調していない」実態を表している。自分たちの人材を公平に扱わない医療制度が，患者の利益のために，文化的に知的でインクルーシブな医療現場のリーダーシップを発揮し，実践できるとは考えにくい。

人数の少ない集団の職員を訓練したり集めたりするために，どの程度まで教育やサービスに対して介入するかは決めることができる。これには，ある特定の民族集団からの医学部入学や職員採用の人数を増やすことを中心とした，積極的是正措置プログラムなどが含まれる。積極的是正措置（**Box 14.3**）は，NHS リーダーシップアカデミーの ‘Ready Now’ プログラム<www.leadershipacademy.nhs.uk/programmes/the-ready-now-programme/>（accessed 19 February 2019）で明らかなように，今後の BME リーダーを特定することを含め，英国の医療サービスのあらゆるレベルで推進されている。

このような介入は，質の向上や人種間・民族間格差の減少だけでなく，より生産性の高い医療サービスにもつ

人材の割合

黒人および少数民族（BME）の人々はNHSの役員レベル，特に重役にはごく少数しか存在しない

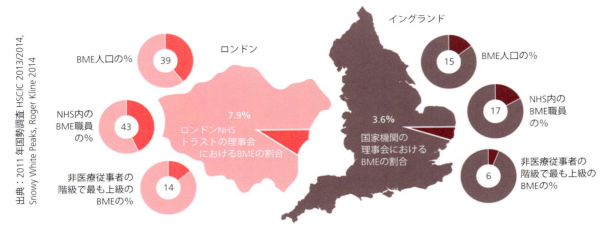

図 14.5　黒人および少数民族（BME）が重役に占める割合
出典：NHS Providers（2014）

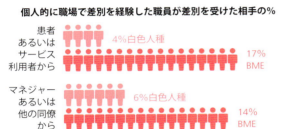

図 14.6　黒人および少数民族（BME）と白色人種職員の差別経験
出典：NHS Providers（2014）

ながっている（Betancourt et al 2003）。しかし，医療サービスを運営する人々にとっては，別の重要なリーダーシップ上の問題がある。すなわち，雇用の流動化の高まりと政治的・経済的構造の変化により生じる人々の移住のパターンによって，医療従事者は同化やアクセスの問題を伴いながら，ますます文化的に多様化しているだけではなく，より短期の労働者になっている。

法的枠組み

医療現場のリーダーやマネジャーは，平等性や多様性の法的根拠を理解し，それを実務で実践する必要がある。英国では，法の2つの主要な項目が2010年の平等法に明記されている。雇用やサービスの提供に関連した差別に対する苦情申し立てのルートを個人に与える差別禁止の枠組みと，組織に対して積極的に制度的な差別に取り組む義務を与える General Equality Duty（一般平等義務）である。2010年に導入された平等法は，それ以前

> **Box 14.3　積極的是正措置**
>
> 「積極的是正措置」とは，異なるニーズをもつグループの人々や，過去に不利益を被ったグループや参加が少なかったグループの人々に対し，仕事への応募を奨励するために雇用主が講じることのできる対策を意味する。
> 　雇用主は以下のように合理的に（つまり，証拠に基づいて）考えた場合，積極的是正措置を利用することができる。
> - ある保護特性を共有する人々がその特性と関連のある不利益を被っている
> - ある保護特性を共有する人々がその特性を共有しない人々と異なるニーズをもっている
> - ある保護特性を共有する人々がある活動に参加する割合が不釣り合いに低い
>
> 措置を講じる理由が重複することもある。例えば，ある保護特性を共有する人々が不利益を被っており，その不利益が他のニーズを生じさせたり，ある活動への参加の少なさに反映されたりするかもしれない。
> 　上記の3つの状況に対処するために，雇用主は，以下の目的のためのバランスの取れた行動が取れる。
> - 人々が不利益を克服または最小化できるようにする，あるいはそうできるように勇気づける
> - さまざまなニーズに応える
> - 参加を可能にする，あるいは促進する
>
> 出典：Equality and Human Rights Commission（2010）

に100以上あった差別禁止の法律や規制の見直しをはかり，英国の法律をより簡素で一貫性のあるものにした。

　差別 discrimination は，その人のもつ「保護特性（複数の場合もある）」のために他の人に比べて不利な待遇を受けることと表されている。平等法では，以下に基づいて差別をすることを違法と定めている。

- 年齢

- 障害
- 性適合
- 婚姻および同性婚
- 妊娠および出産
- 人種
- 宗教または信条
- 性別
- 性的指向

　また，平等法は直接的・間接的差別やハラスメント，権利の行使に対する被害，あるいは障害者に対して合理的な調整を行わないことなど，違法となるさまざまな人の扱い方についても明確に述べている。

　積極的な公的部門の平等義務（Public Sector Equality Duty）はNHSに以下の行動を義務づけている。

- 違法な差別，ハラスメント，権利の行使に対する被害の排除
- 異なる集団間の機会平等の促進
- 異なる集団間の良好な関係の構築

　差別的な行動による有害な影響に後から対処するよりも，まず差別が起きるのを防ぐことがその意図である。

文化的能力と医療現場のリーダー

　個人間のレベルでは，文化的能力の高いリーダーシップと文化的能力の高い患者ケアには，同様の技能が関わる。重要な点の多くは同じことで，理解や共感，意味づけ，動機に加え，共有する敬意や意図，知識，尊厳をもってともに学ぶ経験，そして傾聴が関連している。

　敬意と共感を示すだけでなく，リーダーは差別や違法な行為に立ち向かうことができなければならない。そのために，法的な枠組みとさまざまなグループの権利を理解している必要がある。それだけでなく，個人・組織・制度レベルで行われている誤った行為に対して異議を唱えられるような，個人の勇気と能力も要求される。

　文化的能力の高い医療現場のリーダーは，自分たちがサービスを提供するコミュニティと，個人の健康習慣や信仰が受ける社会文化的な影響，そしてあるグループが質の高い医療を受けることを妨げている医療・社会的介護制度の要素を理解する必要がある。また，雇用，教育と訓練，医療に対する障壁を減らし，監視するための対策を練らなければならない。その対策は組織レベルや制度レベル，また医療現場で導入される必要がある。効果的な対策には，少数グループ出身のリーダーの上級職への昇格を奨励する積極的是正措置や，意思決定や政策決定にコミュニティを巻き込むこと，言語面での支援をすること，学生や職員に異文化間コミュニケーションに対する訓練を行うことなどが含まれる（**Box 14.4**）。

**Box 14.4　ケーススタディ：多様性のための
リーダーシップ**

アブラは地域の助産師のリーダーで，多数のイスラム教徒を含むプライマリケア・トラストで働いている。その地域は受診の遅れや妊娠合併症で特徴づけられるように，産科的なアウトカムが芳しくない。また文化的，言語的な誤解が頻繁に起こる場所である。彼女はこの問題に取り組むために，地元コミュニティの女性による「専門家委員会」の立ち上げを決めた。この委員会は，ワークショップという形でコミュニティのチームと会い，妊娠・出産・育児に関する自分たちの考えや懸念，期待について話し合うものである。その結果，チームのメンバーは彼女たちの出産の経験を通じ，このグループを支援するためのより大きな力を得たように感じた。そしてその後，お互いの関係と出産前ケアがはるかに効果的になったと報告した。委員会の女性たちは意見を求められたことを喜び，これからも医療従事者の継続的な教育に関わりたいと強く感じている。委員会はその医療風景に欠かせないものとなり，地元の産科や小児科に関するいくつものサービスの再設計の問題に対して意見を求められるようになった。

　英国の医療分野で有望な点は，多様性の問題を重視し，対応する必要があるという認識が高まりつつあることである。その重要な実例の1つが，Workforce Race Equality Standardである＜https://www.england.nhs.uk/about/equality-hub/equality-standard/＞（accessed 19 February 2019）。これはBME職員が確実に職場で公平な扱いを受け，昇進の機会が平等に与えられることを狙いとしたものである。この基準では，140万人のNHS職員の大部分を雇用している組織に対し，BME理事の割合の低さに対する指標を含む，職場における数多くの平等性の指標を改善させることを初めて求めている。

　質の高い患者のケアには，我々の医療現場のリーダーシップ・パイプラインの多様性が増えることが求められ，そのリーダーは職場やサービスを提供するコミュニティ〔特にBMEや障害を持つ人々，女性〕の多様性を反映している。そして言葉を現実に変える責任を負うのは，今日の医療現場のリーダーである。

文献

Ayanian JZ.(2015) *The Cost of Racial Disparities in Health-care*. Available at：https://hbr.org/2015/10/the-costs-of-racial-disparities-in-health-care（accessed 8 March 2019）.

Betancourt JR, Green AR, Carrillo JE and Ananeh-Firempong O.(2003)Defining cultural competence：a practical framework for addressing racial/ethnic dis-parities in health and healthcare. *Public Health Reports*, 118（4），293-302.

Bleakley A.(2006) You are who I say you are：the rhetorical construction of identity in the operating theatre. *Journal of Workplace Learning*, 18 (7/8), 414–425.

Chettih M.(2012) Turning the lens inward : cultural competence and providers' values in healthcare decision making. *Gerontologist*, 52 (6), 739–747.

Equality and Human Rights Commission (2010) Equality Act 2010. <https://www.equalityhumanrights.com/en/equality-act/equality-act-2010> (accessed 8 March 2019).

Equality and Human Rights Commission (2015) *Creating a Fairer Britain.* <https://www.equalityhumanrights.com/en/secondary-education-resources/useful-information/understanding-equality> (accessed 8 March 2019).

Helmreich RL and Merritt A.(2000) Culture in the cockpit : do Hofstede's dimensions replicate? *Journal of Cross-Cultural Psychology*, 31 (3), 283–301.

Hewlett S, Marshall M and Sherbin L.(2013) How diversity can drive innova-tion. *Harvard Business Review.* <https://hbr.org/2013/12/how-diversity-can-drive-innovation> (accessed 8 March 2019).

Jehn KA, Northcraft GB and Neale MA.(1999) Why differences make a dif-ference : a field study of diversity, conflict and performance in work groups. *Administrative Science Quarterly*, 44 (4), 741–763.

Kline R.(2014) *The 'Snowy White Peaks' of the NHS : A Survey of Discrimination in Governance and Leadership and the Potential Impact on Patient Care in London and England.* Middlesex University, London. <https://www.england.nhs.uk/wp-content/uploads/2014/08/edc7-0514.pdf> (accessed 8 March 2019).

Lingard L, Espin S, Evams C and Hawryluck L.(2004) Communication fail-ures in the operating room : an observational classification of recurrent types and effects. *Quality and Safety in Healthcare*, 13 (5), 330–334.

National Association of Social Workers (2001) *Standards for Cultural Competence in Social Work Practice.* <https://nlasw.ca/sites/default/files/inline-files/Cultural_Competency_Standards.pdf> (accessed 8 March 2019).

NHS Providers (2014) Leading by Example : *The Race Equality Opportunity for NHS Provider Boards.*<https://nhsproviders.org/media/1199/nhsp_race_equality_report.pdf> (accessed 8 March 2019).

Office for National Statistics (2000) Ethnic Group Statistics. A *Guide for the Collection and Classification of Ethnicity Data*, HMSO, London.

Panos PT and Panos AJ.(2000) A model for a culture-sensitive assessment of patients in healthcare settings. *Social Work in Healthcare*, 31 (1), 49–62.

Pasick RJ, d'Onofrio CN and Otero-Sabogal R.(1994)

Similarities and differences across cultures : questions to inform a third generation for health promotion research. *Health Education Quarterly*, 23 (suppl), S142–161.

Ramsden I.(1992) Cultural safety in nursing education in Aotearoa (New Zealand). Presentation at the Year of Indigenous Peoples Conference, Brisbane.

Salway S, Turner D, Mir G et al.(2013) *High Quality Healthcare Commissioning : Why Race Equality Must Be at Its Heart.* Race Quality Foundation Briefing Paper. <https://raceequalityfoundation.org.uk/wp-content/uploads/2018/03/High-quality-healthcare-commissioning-format2.pdf> (accessed 8 March 2019).

US Department of Health and Human Services Office of Minority Health.(2000) *Assuring Cultural Competence in Healthcare : Recommendations for National Standards and Outcomes-Focused Research Agenda*, Government Printing Office, Washington DC.

Weisbord MR and Janoff S.(2010) *Future Search : An Action Guide to Finding Common Ground in Organizations and Communities*, 3rd ed, Berrett-Koehler, San Francisco.

West M and Dawson J.(2012) *Employee Engagement and NHS Performance.* <https://www.kingsfund.org.uk/sites/default/files/employee-engagement-nhs-performance-west-dawson-leadership-review2012-paper.pdf> (accessed 8 March 2019).

Williams DR and Mohammed SA.(2009) Discrimination and racial disparities in health : evidence and needed research. *Journal of Behavioral Medicine*, 32 (1), 20–47.

参考資料

Department of Health (2015) *Equality and Diversity.* <https://www.gov.uk/government/organisations/department-of-health-and-social-care/about/equality-and-diversity> (accessed 8 March 2019).

Equality and Human Rights Commission website.<https://www.equalityhumanrights.com/en> (accessed 8 March 2019).

Hofstede GJ, Pedersen P and Hofstede G.(2002) *Exploring Culture : Exercises, Stories and Synthetic Cultures*, Nicholas Brealey Publishing, Yarmouth.

NHS Employers (2015) *Building a Diverse Workforce.* <https://www.nhsemployers.org/positivelydiverse> (accessed 8 March 2019).

NHS England (2015) *Workforce Race Equality Standard.* <https://www.england.nhs.uk/about/equality/equality-hub/equality-standard/> (accessed 8 March 2019).

CHAPTER 15

ジェンダーと医療現場のリーダーシップ

Celia Taylor[1] and Judy McKimm[2]

[1] University of Warwick, UK

[2] Swansea University, UK

OVERVIEW

- 女性が優れた医療現場のリーダーになることを示すエビデンスや理論的観点がある。
- 多くの個人的・社会的な要因により，女性の医療現場のリーダーは不足している。
- この不均衡を是正するための介入には，より「女性的な」アプローチを受け入れるための教育や構造的変化，積極的是正措置，リーダーシップの見直しなどが含まれる。

はじめに

「典型的なリーダーのメンタルモデルは，特に学術医学のような伝統的に男性優位の分野においては根強く男性のままである」（Burgess et al 2012）

臨床業務にもっと多くの女性リーダーが必要であるという主張は，社会的平等に対する信念，あるいはリーダーがそこで働く人々を代表する必要性に基づいているだけではなく，リーダーのフォロワーとの関わり方や，フォロワーがどのようにリーダーと関わるかに，ジェンダーが大きく影響することもその理由である。結果として生じるさまざまなダイナミクスは，組織の業績に強い影響を与える。もちろん，ここで主張しているのは，すべてのリーダーが女性であるべきだということではなく，高成長の組織には，多様性が促進され，歓迎され，支持される，インクルーシブで「女性的な」リーダーシップスタイルを取り入れる傾向がみられるということである。

「インクルーシブなリーダーは，すべての人員の能力を最大限に引き出すことで，今日の複雑で，多様性があり，グローバルな環境における組織の成功に役立っている。インクルーシブなリーダーは，その適応能力や，関係を築いたり才能を伸ばしたりする能力を通じ，業績や革新性を高めることができる」（Hewlett et al 2013）

英国，米国，インドを対象としたある国際比較研究は，取締役レベルのジェンダーの多様性が高い金銭的利益を上場企業にもたらすことを報告している（Grant Thornton 2015）。また，ジェンダーが混ざっている作業グループのほうが，より質の高い科学的結果を生み出す傾向があることを明らかにしている研究もある（Campbell et al 2013）。多様性のあるリーダーシップが，医療組織にも同様の利益をもたらすと考えるのは妥当なことだろう。

本章では，いかに理論や実証的研究が臨床業務における女性リーダー（そして女性的なリーダーシップ）の重要性を認識し始めたかを検討する。それだけではなく，女性のリーダーシップへの参加のレベルは依然として最適ではないという，さまざまな障壁の根強さについても明らかにする（**Box 15.1**）。

理論的観点

「男性の優位性を失った職業は，その力の一部を失いがちである」（Dame Carol Black, quoted in Hall, 2004）

偉人理論 great man theory のように，誰が（優れた）リーダーになるのかに関連する考えは歴史的に男性中心で，伝統的に男らしいとされる特性が成功のために不可欠であるとする，英雄型でトップダウンのリーダーシップを支持している。医療現場ではこのような考えが

> **Box 15.1　性別（sex）とジェンダー（gender）：違いは何？**
>
> 「性別」と「ジェンダー」という用語は密接に関連しているが，同義ではない。
>
> 　**性別 sex** は，一般的には男（男性）または女（女性）を規定する生物学的および生理学的な特性を指すときに用いられる。一方，**ジェンダー gender** は，一連の態度や行動，文化的実践と，ある社会が社会化を通じてどのように2つの性が異なる行動をとるように仕向けるかに関連する。ジェンダー（男性的あるいは女性的）を社会的に構築された現象とみることは，性別とは対照的に，ジェンダーが社会間そして社会内で異なり，時間とともに変化するものであることを意味する。
>
> 　つまり本章の議論では，男性が女性的なリーダーシップスタイルを取ることも，その逆も十分にありうるということである。

支配的であった。例えば，戦後の家父長制社会を反映した「医師-看護師ゲーム」（Stein 1968）は，従来男性（英雄-リーダー）の医師と女性（従属的-フォロワー）の看護師の間で展開されていた。リーダーの地位を求めて努力する女性は，「男性を演じる」ことで女性に期待される役割から外れ，攻撃的で，厚かましく，挑戦的で，威嚇的とみられたため，どちらも損をする loose-loose の状況にいた。そして依然として看護師の大多数が女性である一方で，今では多くの国で医学の道に進む女性は男性より多くなっている（少なくともその入り口では）。「医師-看護師ゲーム」の現代的な側面をニュージーランドで調査したある研究では，以下のことが明らかになった。

> 「……医療の提供において，誰がリードして誰がフォローするか，いつそうするか，またそのリーダーシップとフォロワーシップがどのような形をとるかに関する誤った思い込みは，あからさまな対立や暗黙のフォロワーシップ，あるいは歯向かうことにつながる恐れがあり，患者のケアに対して悪影響を及ぼすことになる」（Barrow et al 2010）

この指摘は，医療チームの中で専門職同士が働くことや，そのジェンダーダイナミクスに関する重要な点をいくつか提起している。

　異なる状況では異なるリーダーシップスタイルが同じくらい効果的であるとするリーダーシップの**コンティンジェンシー理論 contingency theory** の登場は，より女性に向いていると考えられる，あまり高圧的ではない別のスタイルの知名度を上げる一助となった。特に，生まれつきもっている特性よりもリーダーシップスタイルを重視することによって，リーダーシップは学ぶことが

できるという考えが出現した。リーダーシップ育成プログラムの大多数は，このような考えに基づいている（第17章参照）。

　近年では，患者安全に関わるインシデントを防ぎ，そこから学ぶためのチームワークの必要性といったサービス主導の需要や，心のこもったケアが途中で諦められてしまっているのではないかという懸念などにより，医療現場では，英雄型リーダーシップへの依存からの脱却という大きな変化が認められている。また，伝統的に女性的とされる能力がリーダーシップの成功にとって重要であるという認識も生まれている。参加型で協働的なリーダーシップには，感情知性に加え，フォロワーの能力を最大に発揮するために彼らをやる気にさせ，自信をもたせるリーダーの能力が必要である。緊縮財政の時代には，コストを削減しつつケアの水準の維持を保証するために，指揮統制によってではなく，協調を通じた変革へのリーダーシップが不可欠である。それには，ケアに支障を及ぼす士気の低下や燃え尽き症候群などの危機を防ぐために，すべてのスタッフが「乗船している」（あるいは本気で取り組んでいる）必要がある（**Box 15.2**，**図15.1**）。

　医療における異なるタイプのリーダーへの需要が，ケアが提供される環境の変化に呼応してどのように変わったか，またそれがどのようにリーダーシップ理論に関連するかを**図 15.2** に示す（Gabriel 2015）。

女性リーダーの利点

女性が医療現場のリーダーであることの利点は，2つの方法で実証可能である。「間接的」な方法は，協力や協調のような現在，リーダーシップの効率と関連づけられている特性を，女性のほうが男性より多く備えている傾向があると示すことである。「直接的」な方法は，女性がリーダーの役割にいることで組織の業績が向上すると証明することである。直接的な証拠は因果関係のより確かな証明となるが，間接的な証拠はなぜどちらも重要なのかを理解するのに役立つ（**図 15.3**）。どちらのアプローチも**媒介変数 intervening variables** に関連した証拠を示すことができる。それはリーダーシップの成功が，アウトカムや治療成績の向上につながるメカニズムを提示するものである。そのような変数（例えば仕事に対する満足感）は，**図 15.3** の中央の層に示した。

　おそらく上位の臨床的役割に就いている女性の不足が原因で，医療における組織の業績と女性リーダーの存在を直接的に結びつける証拠は不十分である。しかし，「間接的な」証拠の良い例として，Cummings ら（2010）による看護現場のリーダーシップのスタイルと成果のパ

> **Box 15.2　よりジェンダー-インクルーシブな　リーダーシップスタイルの証拠**
>
> リーダーシップの英雄型モデルは，主に米国の民間企業の「遠くにいる」，地位の高い男性リーダーへの注目をもとにしている。しかし，医療機関のスタッフの関わりを増やすリーダーシップの本質を理解するための研究は，さまざまな資質をもつリーダーに関するデータや，そのリーダーたちが一緒に働いたことのある組織全体のスタッフの経験に基づくデータの収集に焦点を当てる方法をとらなければならない。また，どのモデルも真の意味で包括的なスタッフのサンプルに基づいている必要がある。すなわち，ジェンダーや地位，民族的背景，年齢，職種などである。
>
> **参加型リーダーシップ engaging leadership** のモデルの1例は，3年にわたりNHSで実施された研究から生まれた。その研究は2,000人以上のスタッフを対象としており，後により多くの公共部門や民間部門に拡大し，実証された。このモデルはリーダーシップ行動の14の側面で構成され，それらを4つのまとまりとして説明している。
>
> - 個人的な資質と価値
> - 個人を本気で取り組ませること
> - チーム/組織を本気で取り組ませること
> - 多岐にわたるステークホルダーとの連携（図15.1）
>
> この参加型リーダーシップのモデルは本質的に**女性的**で，他者の貢献を認識し評価する私心のない行動を強調している点と，自分の力でリーダーとしてより有能になるために自ら率先して行動する権限をもたせる点で，**サーバントリーダーシップ**の考えに似ている。このモデルは他者（自分のチームのメンバーや，患者や介護者，同僚，他の組織のパートナーなどのサービスを受ける人々を含む）との関係を強化することを重視する。また現状や，思慮深い試みや改革に疑問をもつことを奨励し，ビジョンや価値を共有すること，連携して取り組むこと，改革を実行するための手段を共有し共に計画することに重点を置く。これは共同制作や，経験に基づいた共同の計画のような，医療サービスのデザインに対する現代的なアプローチを反映している。
>
> 出典：Alimo-Metcalfe and Alban-Metcalfe（2008）

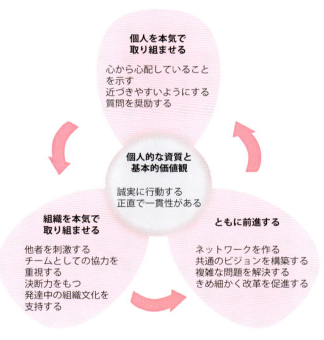

図15.1　参加型リーダーシップのモデル
出典：Alimo-Metcalfe and Alban-Metcalfe（2008），Chartered Institute of Personnel and Developmentより許可を得て転載

ターンに関するシステマティックレビューがある。看護師の仕事に対する満足感は，変革型リーダーシップのように人や人間関係を重視するリーダーシップのスタイル（一般的に女性的とされている）からはプラスの影響を受け，役割を重視するスタイル（一般的に男性的とされる）からはマイナスの影響を受けていた（**図15.4**）。

女性リーダーの不足

1970年代以降，医療関係の職種のほとんどで，その仕事に就く女性の比率が世界的に増加しているが，「遅れを取り戻す」必要性を考えても，リーダーの地位にいる女性はまだ不足している。例えば英国の医療分野では，まもなく女性が有資格医師の大半を占めることになる。しかし，その多くは低い地位の役割に就いており，女性が役員や診療部長に占める割合は24%，専門医では33%，診療所の医療職では41%のみで，専門によって大きなばらつきがある（Newman 2015）。この不足の状況は世界中でみられる。

　図15.5に示すように，医療現場でリーダーシップを取る女性の不足が続いていることに対しては，需要サイド（女性がリーダーの地位を得ることができるかどうか）からと供給サイド（リーダーの地位を求めるかどうかについての女性の意思）からの両方の説明がある。女性リーダーの需要の不足の中心にあるのは，「ガラスの天井」と「ガラスの崖」として知られるようになった2つの暗黙のプロセスである（**Box 15.3**）。この2つの現象について，考えられるメカニズムを**Box 15.4**にまとめ，女性リーダーの利点が広く知られていながら変化をもたらすことが難しい理由について説明する。

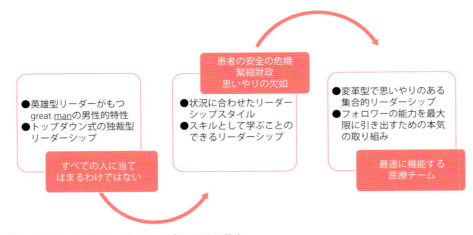

図15.2　医療組織に必要とされるリーダーシップの最近の動向

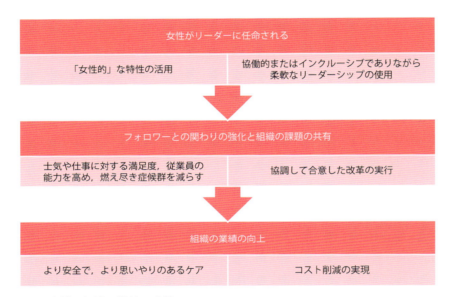

図15.3　リーダーとしての女性と組織の業績の改善

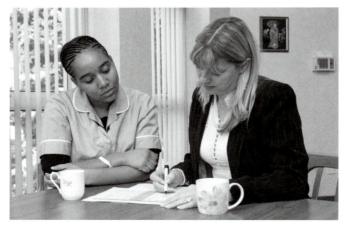

図15.4　女性的なリーダーシップはスタッフの士気や仕事に対する満足感，成績を向上させる

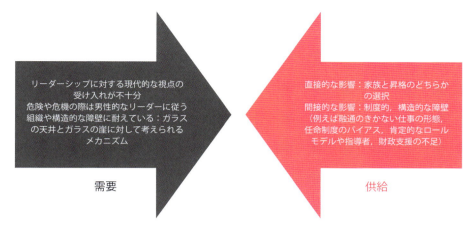

図15.5　医療現場のリーダーシップを取る女性の不足が続いていることの説明

Box 15.3　ガラスの天井とガラスの崖

ガラスの天井 glass ceiling
ガラスの天井はリーダーの役割に進もうとする女性に対する目に見えない障壁で，以下のような特徴がある。
- その従業員の仕事に関連する他の特性では説明されない
- 組織での高い地位のほうが低い地位より厚い
- さらに高い地位への昇進の機会に影響する
- キャリアが上がるほど厚くなる（Cotter et al 2001）

医学の分野では，多くの国において取締役レベルや他の上位のリーダーの地位でガラスの天井があるという証拠がある。

ガラスの崖 glass cliff
失敗の恐れが大きいリーダーの役割にいる女性の比率は大きく，よりしくじる可能性が高い状況に置かれている。例えば医学の分野では，米国の女性の医学部長の在任期間は男性の医学部長と比べて短い。この場合は在任期間の短さが医学部長としての役割がもつ「危険性」の目安を示している。

不均衡を是正するための介入

医療現場でリーダーシップを取る女性の不足が続いていることへの個々の説明は，単独ではなく相乗的に作用する（Reed and Buddeberg-Fischer 2001）。つまり不均衡の是正のための介入は，形だけの差別撤廃ではなく，組織のあらゆるレベルの男性・女性ともに本気で取り組ませる必要がある。そのような介入の肯定的な例として，教育機関の女性医師のキャリアアップの促進に成功しているスタンフォード大学の多面的介入（Valentine et al 2014）や，英国NHSの現役のリーダーやリーダー志望の女性を支持するメンタリングやコーチングのさまざまな取り組み（Newman 2015）がある。しかし，英国での改革を進めることになった2つの要因は，このような介入がすべてインクルーシブで，有意義で，必要と

Box 15.4　ガラスの天井とガラスの崖について考えられる理由

- 適正な資格をもつ女性の不足：コホート効果あるいはキャッチアップ効果
- 伝統的なジェンダーの図式（ジェンダーの文化的な描かれ方と経験のされ方）と管理可能な役割（家庭医療や麻酔科のように，規則的で予測可能な勤務時間でスケジュールされている仕事）の組み合わせ。管理不可能な専門分野には外科や産婦人科などがある
- 女性はリーダーシップの成功に必要な特性を欠いている（deficiency theory）か，ステレオタイプ脅威に陥っている。女性は伝統的に男性的とされる特性をもっていないために，標準以下の働きになりやすいという考えである
- 現状を変えて，アウトリーチや訓練，メンタリング，財政支援など，キャリアを高めるための資源の性差により異なる配分（リーダーの地位にいる女性の「必要な人数」の不足によって悪化している）を平等にしようとする意欲の欠如
- さまざまなタイプのリーダーの役割を果たしている女性の割合のモニタリング不足
- ネットワークに基づく求人のような，意図的ではなく制度化された性差別
- ガラスの天井やガラスの崖の存在あるいは重要性を認めないこと

出典：Jackson and O'Callaghan（2009），Springerより許可を得て掲載

される信用をもって実行されるという信頼を与えてくれるものではない。1つ目の要因は，「女性的な」リーダーシップ特性（「優しさ」や「思いやり」のような）が臨床環境において重要であるという考えを進めるためには，Mid Staffordshire NHS Foundation Trustで起きた，質の低い冷酷なケアの実態の暴露のような重大な事件が必要であったことである。もう1つの要因は，変革を起こすためには，自発的に実施された介入がトップダウンの指示によって補われなければならなかったことであ

る。例えば，英国の医学部はアテネ・スワン（Athena SWAN）［訳注：男女共同参加の推進度合いを格付けする制度］の銀賞を受けていないかぎり，研究センターや部門を発展させるための資金を申請することができない。この賞には，女性研究者を支援し昇進させるための政策と実践の証明が求められる。

まとめ

医療現場において，女性リーダーの活躍が期待されるほど進んでいないことは，think leader – think male（リーダーといえば男性を想起する）という一般的な考えで，ある程度は説明できる。成功するリーダーに必要とされる特性が，中性的ではなく男性的か女性的な表現であることが事態をより悪化させている。もちろん，他にももっともらしい説明はあり，女性は男性ほどリーダーシップに対する野心をもっておらず，強制されたわけではない本当の好みによって，リーダーの役割を望む女性の数が限られているというものである。しかし，これではリーダーの役割に応募したときの成功率の差といった現象の説明はできない。不均衡への対処には，リーダーの役割を女性にとってより魅力的にするための構造的な変化が必要である。同時に，女性のリーダーシップの技術を磨き，多様性のあるリーダーシップのチームがもたらす効果を広く知らせ，people like me（自分に似ている人を高く評価する）という無意識バイアスを減らすための介入も必要である。このような変化や介入は，女性にキャリアか家庭のどちらかを選ばせる必要性を下げ，また医療の提供のされ方や経験のされ方を改善する効果をもたらすはずである。

謝辞

本書初版から本章の参加型リーダーシップに関する資料を保持していてくれたことに対し，Beverley Alimo-Metcalfe と Myfanwy Franks に感謝する。

文献

Alimo-Metcalfe BM and Alban-Metcalfe J.(2008) *Engaging Leadership : Creating Organisations That Maximise the Potential of Their People*, Chartered Institute of Personnel and Development, London.

Barrow M, McKimm J and Gasquoine S.(2010) The policy and the practice : early-career doctors and nurses as leaders and followers in the delivery of healthcare. *Advances in Health Sciences Education*, 16, 17-29.

Burgess DJ, Joseph A, van Ryn M and Carnes M.(2012) Does stereotype threat affect women in academic medicine? *Academic Medicine*, 87（4）, 506-512.

Campbell LG, Mehtani S, Dozier ME and Rinehart J.(2013) Gender-heterogeneous working groups produce higher quality science. *PloS One*, 8（10）, e79147.

Cotter DA, Hermsen JM, Ovadia S, Vanneman R.(2001) The glass ceiling effect. *Social Forces*, 80（2）, 655-681.

Cummings GG, MacGregor T, Davey M et al.(2010) Leadership styles and outcome patterns for the nursing workforce and work environment : a systematic review. *International Journal of Nursing Studies*, 47（3）, 363-385.

Gabriel Y.(2015) The caring leader : what followers expect of their leaders and why? *Leadership*, 11（3）, 316-334.

Hall C.(2004) Influx of women doctors 'will harm medicine'. *The Telegraph*, 3rd August.

Hewlett S, Marshall M and Sherbin L.(2013) How diversity can drive innovation. Harvard Business Review. <https://hbr.org/2013/12/how-diversity-can-drive-innovation> (accessed 8 March 2019).

Lagerberg F.(2015) Women in Business : *The Value of Diversity*. <https://www.grantthornton.global/en/insights/articles/diverse-boards-in-india-uk-and-us-outperform-male-only-peers-by-us$655bn/> (accessed 8 March 2019).

Newman P.(2015) *NHS Women in Leadership : Plan for Action*. <www.nhsemployers.org/~/media/Employers/Publications/NHS%20Women%20in%20leadership_Br1322_WEB.pdf> (accessed 8 March 2019).

Reed V, Buddeberg-Fischer B.(2001) Career obstacles for women in medicine : an overview. *Medical Education*, 35（2）, 139-147.

Stein LI.(1968) The doctor-nurse game. *American Journal of Nursing*, 68（1）, 101-105.

Valantine HA, Grewal D, Ku MC et al.(2014) The gender gap in academic medicine : comparing results from a multifaceted intervention for Stanford faculty to peer and national cohorts. *Academic Medicine*, 89（6）, 904-911.

参考資料

Alimo-Metcalfe B, Alban-Metcalfe J, Bradley M, Mariathasan J and Samele C.(2008) The impact of engaging leadership on performance, attitudes to work and wellbeing at work : a longitudinal study. *Journal of Health Organization and Management*, 22（6）, 586-598.

Jackson JF and O'Callaghan EM.(2009) What do we know about glass ceiling effects? A taxonomy and critical review to inform higher education research. *Research in Higher Education*, 50（5）, 460-482.

McKimm J, da Silva AS, Edwards S, Greenhill J and Taylor C.(2015) Women and leadership in medicine and medical education : international perspectives, in *Gender, Careers and Inequalities in Medicine and Medical Education : International Perspectives*（*International Perspectives on Equality, Diversity and Inclusion, Volume 2*）（ed. M. Tsouroufli）, Emerald Group Publishing, Bingley, pp.69-98.

CHAPTER 16 価値に基づくリーダーシップ，真正なリーダーシップ，倫理的リーダーシップ

Deborah Bowman[1] and Tim Swanwick[2]
[1] St George's, University of London, London, UK
[2] Health Education England, London, UK

OVERVIEW

- 医療現場のリーダーシップが価値に基づいたアプローチによって実践されている場合，患者中心の医療がなされていることを保証してくれる。
- 価値に導かれたリーダーは，困難な状況においても，目的を果たすためにぶれずに行動する。
- 真正性は，信頼関係と責任感を築くうえで必要不可欠である。
- 倫理的リーダーシップが実践される際，外部からの導きと内なる責任感の両方によって認知される。
- 「善良なリーダー」とは倫理的リーダーシップについての考え方を示したもので，状況や場面に関係なく，一貫性のある建設的な行動に焦点を当てている。

はじめに

「マネジメントは物事を正しく行うことであり，リーダーシップは正しいことを行うことである」

マネジメントのカリスマであるPeter Druckerがシンプルに表現したこの言葉は広く引用されている。しかし，リーダーはいったい何が「正しい」ものであり，それを実行するのにいつが「正しい」時期であるかを，どのように認識するのだろうか。実際，医療機関のような複雑で動的な人間のシステムでは，リーダーが問題を定義するのに苦労し，決断を下せない可能性がある。一貫した目的を保ちながら，ゴールの方向性を認識し，かつ自分自身に誠実であることは，リーダーシップの役割を担う人々にとっては簡単なことではないが，長きにわたって効果を発揮するにはとても大切なことであり，特に医療現場では，医療安全，医療の質にとっては基本的な条件である。本章では，困難な状況や長期的に継続する環境で，リーダーが，価値に基づくリーダーシップ，真正なリーダーシップ，倫理的リーダーシップの3つについて，いかに「正しいことを行う」かという視点を探っていく。

価値に基づくリーダーシップ

価値に基づくリーダーシップ values-based leadership では，リーダーやその組織に，業務上の規範的価値観が反映されている必要がある。これらの価値は，組織による行為，行動，決定を裏打ちしている。ほとんどの医療機関には，スタッフと患者との共同作業で考案された一連の価値の声明（理念）がある。そのような組織における価値が通常どのように表現されているかの例を図16.1に示す。これらの理念は，この組織の構成員や目的が何であるかを目にみえる形で示し，リーダーシップの役割を果たす人たちにとっては組織の礎が何であるか

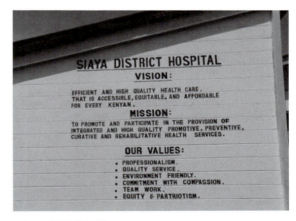

図16.1　組織的価値
すべての人にとって，目にみえる形で，明確に記され，共有される。
出典：Siaya District Hospital, Kenya

を再認識させ，組織の方向性が不透明となったときに新たな選択肢を導いてくれる。組織の価値を明記することは，組織文化的ツールとしても有用であり，組織の規範を理解し共有し，予想外の問題が生じた際に挑戦する気持ちや行動を促すことにつながる。価値に基づくリーダーは，より良い医療を提唱したり，患者の安全性を向上させようとする一方で，喜んで他者に対応し紛争に対処する（Shale 2008）。

21世紀初頭（第2章参照）に，財政的課題により患者中心の価値がさまざまな形で失われたことへの反省から，医療における価値に基づくアプローチの重要性が再度注目されてきた。「思いやり」などの個人的価値と組織的価値の再発見は，価値観に基づくリーダーシップを正しく行ううえで重要な役割を果たしている。

> 「基本的な価値や行動としての医療ケアと共感は，医療機関において中核をなすべきである。これは"我々がすでに実践していること"であり，患者との関係だけでなく，スタッフ間の交流を含めたすべてのやりとりについても同様である」（King's Fund 2013）

このように，価値に基づくアプローチの重要性が認識され，英国のNHSは，システム全体の価値（**Box 16.1**）を策定しており，これはこの憲章の中核をなしている。この内容は現在，リーダーだけでなく，すべての医療スタッフと学生を価値に基づいて採用するための基本として日頃から広範に使用されている（NHS Employers n.d.）（**図16.2**）。

価値に基づくリーダーシップの強みとは，特にアプローチの一貫性が保たれることであり，それによってフォロワーはリーダーが期待する内容をわかりやすく理解することができる。このような思考と行為の一貫性は，信頼を確立するうえで重要である。フォロワーのための不可欠な前提条件は，リーダーが信じている価値が個人的な信念や行動と内面的に一致していることである。これは真正性 authenticity と誠実さ integrity の考察にもつながる。

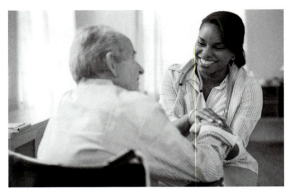

図16.2 診療と共感：あらゆる医療機関の中核をなす価値

真正なリーダーシップ

> 「人としての誠実さをはかる最善の尺度は，所得税の申告ではありません。自宅の体重計をゼロ調整できることです」（Arthur C. Clarke）

多くの大企業の（さらに最近では銀行の）リーダーによる，顧客やスタッフへの不正な搾取に対する反動として，21世紀の最初の20年間は，**真正なリーダーシップ**に対する関心が爆発的に高まった時期でもあった。Copeland（2014）が強調しているように，リーダーシップにおいて真正性がある，あるいは自分自身に正直であることは，古代ギリシャにまでさかのぼる概念である。医療従事者や医学者は，最終の成果と他者への配慮に動機づけられているリーダーシップのみならず，「自己認識，開放性，透明性，一貫性」を示すリーダーシップの実現を待ち望んでいる（Brown et al 2005）。

そのようなアプローチは，Greenleafのサーバントリーダーシップ（第3章参照）に根ざしている。このアプローチは，奉仕の意味すること，奉仕する立場として，奉仕する人々の信頼を保つことに焦点を当てている。そのようなアプローチを構成している主な要素は，利他主義，他者への奉仕，無私，誠実さと高潔さである。

価値観の明記とそれに則ったプロセスは，価値に基づくリーダーシップアプローチに不可欠な要素である。組織内で具体的に目にみえ，組織全体のリーダーシップを発揮する真正なリーダーシップモデルは最も強力なツールとして機能し，それは倫理的リーダーシップを重視し，実行し，維持することを保証してくれる。アルベルト・アインシュタインの言葉だといわれているが，実に「具体例を挙げることは他者に影響を与える主たる方法ではない。それは唯一の方法である」。

Box 16.1　NHS憲章で唱われている価値

- 尊敬と威厳
- 医療の質に対する責任
- 共感
- 生活を改善する
- 患者のために協力する
- すべての人間に価値がある

出典：https://www.gov.uk/government/publications/the-nhs-constitution-for-england（acceseed 14 February 2019）

真正性とは，健全で，筋の通った，変化しないものとして，**誠実さ integrity** の概念と深い関連がある。しかし，この言葉には別の意味がある。「正直さ」と「強い道徳的原則の持ち主」という意味合いである。「誠実さ」は，誰もみていなくても正しいことをすることである。

倫理的リーダーシップ

道徳 moral とは，我々が正しいか誤りかを判断するうえでの個人的な原則をいう。これは，特定の文脈や文化に関連する権利行使の社会的原則を共有する**倫理 ethics** とは対照的である。**倫理的リーダーシップ ethical leadership** は，外部の資源と内部の選択とに導かれている。文脈が何であれ，倫理的リーダーシップの実践は，常にその属性または倫理学的用語としての**徳 virtue** によって決定される。

リーダーシップを理解したい人が入手・活用できる資料は数多く存在し，それらの資料の著者は，倫理的なアプローチという概念をさまざまな形で表現している（第3章参照）。フォロワー中心のリーダーシップアプローチ（例えば，サーバントリーダーシップや変革型リーダーシップ）は，スタッフやクライアント，患者，その他の利害関係者などの，グループや集団のベストアウトカムを最大化するような機能的なアプローチとは対照的である。そこでの倫理的原則は功利主義であり，最大多数の最大幸福に則って道徳的な決定がなされる。

理論とは別に，リーダーシップを確実に倫理的なものとするために，どのような指針があるだろうか？ NHSヘルスケア・リーダーシップ・フレームワークは，医療現場のリーダーシップに関連のある，アクセス可能な分析であり，その実践とリーダーシップの倫理的な特徴は，構造化されまとめられている（図3.5）。

リーダーシップは後天的に習得できるが，真の倫理的リーダーシップでは，内省と，首尾一貫したコアバリュー（基本的な価値）に対する個人的な関わりが必要とされる。善良なリーダーであることは，自己認識，感情知性，内省を高めようとする個人の志向による部分が大きい。理論モデルや開発プログラムでは，リーダーシップの倫理的側面への真の責任感や信念がなくても効力が発揮されるが，信頼性のある本物のリーダーシップではそんなことはない（Gilbert 2005）。倫理的リーダーシップが発揮される場合，「徳」に対して内面から生まれる真摯な姿勢が伴わなければ，その行動は不協和音を生み，一貫性がなく予測不可能なものとなり，不平等や不確実性または不公平につながる可能性が高くなる。善良なリーダーとは，その性格がリーダーシップに多少なりとも適しているとされている「資質」レベルの議論に帰

Box 16.2　ケーススタディ：ホームズ氏と麻酔科医

ホームズ氏は，ある大きな三次医療機関で，外科・麻酔科部門の指揮をとっている。広範な医療圏の中に2つの外科系専門施設を発展・統合させようという計画が進んでいる時期に，麻酔科部門ではスタッフの質向上について高い関心が生まれた。麻酔科部門がそのような希望をホームズ氏に正式に伝えたところ，ホームズ氏は共感し，病院長に話をしてみようと提案した。実際，病院長はよく耳を傾けてくれたが，これ以上スタッフは増やせないし，設備投資もできないとホームズ氏に言った。ある月曜日の朝，新たに赴任した麻酔科医のメイズ医師はホームズ氏のところに挨拶に来て，こう言った。「ある患者さんが週末に手術台の上で亡くなりました」と。その患者は重症であったとはいえ，このような亡くなり方は人手不足も1つの要因となっているとメイズ医師は感じていた。彼女は3つの現場をかけもちしており，結局は研修医を呼んで，「お願いだから」来てくれないかと頼み，いっぱいいっぱいなので助けてほしいと伝えた。メイズ医師はホームズ氏に対して，「このようなまったく受け入れがたい状況」をどう考えているかと問いかけてきた。

するものではない。むしろ，自覚する能力，批判的に内省する力，自分の強みと弱みに折り合いを付けて高める力を誰もが備えているはずだとするアプローチであるが，そのプロセスは長く困難であり，真剣に倫理的リーダーになろうとするにはその意思が必要となる（Oakley and Cocking 2008）。

ディスカッション：診療における善良なリーダー

それでは，真正なリーダーシップ，倫理的リーダーシップ，価値に基づくリーダーシップとはどのようなものを指すのだろうか。まず，短期間のケーススタディをBox 16.2に紹介する。次に，診療において善良なリーダーであることが何を意味するかを考察する。

患者の安全と関心を優先させる

麻酔科医のメイズ医師は，患者のケアが台無しにされていると強く感じている。患者の死亡と人員配置との間に因果関係がなかったとしても，ホームズ氏から答えを聞きたいと願っている。それは，最低限，患者安全に関わる命題である。物事が先に進むためには情報を集めることが重要である。すなわち，人材不足による直接的な影響は何であるかというものである。ホームズ氏は病院長に話したが，麻酔科の人員配置とサービスへの責任に及ぼす影響について，より詳細に知らせるべきである。集められた情報は病院長にすべて正直に伝えられなければならない。病院長がそれを患者安全に関する問題として認識していない場合，ホームズ氏は包括的かつ明確な情報，専門外科設立計画に照らして，現在の麻酔スタッフ

の人員不足によるリスクについて声を上げることができる。問題を注意深く分析・記述することにより，現在生じている道徳的な課題を明白にし，既存の人的資源とホームズ氏の提案とが，患者安全についてすぐに取り組むべき課題となっているのか，具体的に議論を進めることができるようになる。

他者を尊重し，支援する

ホームズ氏は，職員に対して，自分が今何をしているのか，そしてなぜそれを行っているのかを伝えるべきである（もちろん，ホームズ氏自身が自分自身を揺り動かす動機について確認し直す必要がある）。彼はチームを支える役割ではあるが，誤った方向に向かうことは避けなければならない。ホームズ氏が決心を固めたら，それは具体的に実行されなければならない。進捗を確認するためにタイムスケジュールを決め，会議の議題や決定事項をチームに通知するなど，1つ1つの行動は小さくても，それはすべて，仲間に対する真の敬意とサポートを反映したものとなる。

　同様に，ホームズ氏は病院長に対して敬意を払い，その意見に耳を傾け，「自分」のチームと患者のための単なる代弁者で終わるのではなく，建設的な議論を行う必要がある。誰もが，感情的な部分をある程度は備えており，そのような部分に自覚的であるべきだが，問題がどのように対処されているかを感情によって歪曲してはならない。メイズ医師は，一連の経験から，怒りと恐れ，罪悪感や不安を抱いている可能性があるため，ホームズ氏が次のステップに進むには，彼女に感情を吐露してもらい，それに寄り添うべきである。

　誰もが組織の一員であり，それぞれ異なる役割と理解度を有しているため，同じ状況に遭遇しても，複数の「真実」がそれぞれ存在することがある。ホームズ氏は，1つの状況をそれぞれ異なった解釈でとらえている仲間に対し，誠実にかつ尊厳をもって接するべきである。それによって，異なった視点がどの点で生じているのかを理解することにつながり，核となる部分についてまた別の情報を使ってチームを導くことにもつながる。

自己認識と他者に与える影響

ホームズ氏はメイズ医師に直感のままに向き合うかもしれない。ホームズ氏が抱く感情は共感であったり，連帯感であったり，満たされない欲求の共有であったり，その出来事が「自分のチーム」に起きてしまったという罪悪感であったり，また別の問題ではあるが苛立ちであったり，自己弁護的な思いであったりするかもしれない。そこには，両者のこれまでの人間関係と地位も関係して

くる。倫理的リーダーは，自分自身が仲間に対してそれぞれどのように対応しているかを自覚することが大切である。リーダーは「対応が難しい」仲間と「評判のよい」仲間とを公平に扱わなければならない。

　自分自身の反応によって人間関係にどのような影響が表れたかを認識し，最初に自分の中に直感的に現れた反応を冷静に振り返ることにより，ホームズ氏は倫理的に行動することができる。彼はそこでまた，人間同士の相互作用とそれがリーダーシップに与える不可避的な影響を知ることになるだろう。

正直さ honesty と誠実さ integrity

正直さと誠実さは，信頼と信用を得るためには不可欠である。それは，人材確保の具体的な問題よりも，ここでははるかに重要である。ここでいう正直さと誠実さとは，ホームズ氏がメイズ医師と病院長の両方に情報を隠さず伝え続けることを意味する。彼は，自分の計画について情報を開示し，約束しなければならない。実際よりも良く見せるための約束をしたり，細部を省略して伝えたり，時期尚早の安心感を仲間に伝えるようなら，ホームズ氏は今回の問題を解決できないのみならず，自分自身の評判と信頼をおとしめ，リーダーとしての役割は取り返しがつかないほど弱まるであろう。

説明責任 accountability と良心 conscientiousness

ホームズ氏はメイズ医師にいつでも説明できるよう準備を整えておくべきである。優先事項が複数ある場合には，メイズ医師の懸念事項に対して，いつ，どのように対応する予定なのかを説明すべきである。さしあたっては，患者の安全が問題となっており，迅速な対応が求められている。ホームズ氏は，すべての段階で自分の行動と提案の根拠について説明し，専門家として解決すべく準備しなければならない。倫理的リーダーシップを発揮する場合，努力や機転，忍耐が必要とされる。倫理的なリーダーは，適切なプロセスを見極めてそれに慎重に従うことが重要だと理解している。ホームズ氏は今回の問題を全体を通して見なければならない。リーダーがいかに卓越した才能をもっていたとしても，危機に直面した場合，日常的な状況や困難な状況をすべてみたうえで，結論を出さなければならない。倫理的なリーダーは，刺激的な新たな課題が待ちかまえていても，責任を負うことができ，良心に則って行動する。

チームワーク teamworking とコラボレーション collaboration

リーダーはチームから影響を受けるため，組織全体で協

力して行動する必要がある。残念ながら，問題というものはまたすぐ隣の別の問題へと急激に形を変えて広がることがある。そのような場合，敵対し合う立場が複数想定され，健全ではないつながりが幅を利かせているものである。ホームズ氏自身が，複数のチーム（臨床チーム，管理チーム，教育チームなど）に属しているかもしれない。彼はリーダーとして，それぞれのチームが真に協力し合うことを約束させる。その約束によって，それぞれのチームが想像力を駆使して解決策を模索し，それぞれの利益は組織全体の成果となるとみなされ，内に秘めた能力が静かに醸成され，カリスマ的な方向に向かう。これらにより，特定の人事問題が解決された後も，ホームズ氏はチームのサポートを継続していくことができる。

奉仕へのコミット

奉仕という考え方は，倫理的リーダーシップの本質を内包している。つまり，献身的で，敬意に満ち，包括的で，人間を中心におく実践というのが，奉仕の主な機能である。一方で，しばしば医学分野では個人主義が積極的に奨励されるため，個人的な利益や利害を脇において赤の他人に服従することは，たとえそれが職業上義務であったとしても，困難であるとされる。そのような場合，欲求不満，苛立ち，怒りの感情が現れることがある。実際に，そのような感情が自分の内部に湧き出ることを否定することは人を間違った方向に導くことになり，最終的にリーダーを育成したり維持するのに役立たないといえる。どのようなリーダーでも，気分のムラ，偏見，直感，仮定，価値をもっていると認識しておくことが鍵となる。それと同時に，このような感情が行動に影響を及ぼさないように努め，リーダーシップの整合性を損なうことがあってはならないことを理解しておく必要がある（Pendleton and King 2002）。

　ホームズ氏は，医療の核となる目的と，サービスが意味するものについて深く考えることになるかもしれない。これは，しばしば仮定されているものを明確にする単純で強力なステップとなり，個人の義務の「最低ライン」について考える機会となる。「このような状況に奉仕することにどのような意味があるのか」，そして「患者の安全とは，実際に我々にどういう意味をもつのか」という問いかけが彼の内面に生まれるとき，ホームズ氏はすでに奉仕に対して真剣に向き合い始めているのである。

まとめ

資源が限られていたりその他にも問題があったり，達成しうる最良のものが妥協でしかない場合，医療現場のリーダーはしばしば決断を迫られる。実際のところ，自信をもって進める道がないという事実は，それ自体，注目に値する重要な問題であることを意味する。このような場合，必然的に，我々の「道徳的なコンパス」が指し示すものと，現実的にその状況で可能なものとの間に矛盾が生じる。ここに，価値に基づくリーダーシップの真の課題が存在している。医療現場のリーダーが自分自身を正しく把握し，その動機や意思決定の倫理的根拠を理解すればするほど，「正しいことを行う」ことをより頻繁に選択することができ，その行動によって，周囲の仲間に対してより説得力をもつことにつながる。

文献

Brown M, Trevi.o L, Harrison D.(2005) Ethical leadership：a social learning perspective for construct development and testing. *Organizational Behavior and Human Decision Processes*, 97, 117–134.

Copeland MK.(2014) The emerging significance of values based leadership：a literature review. *International Journal of Leadership Studies*, 8（2），105–135.

Gilbert P.(2005) *Leadership：Being Effective and Remaining Human*, Russell House Publishing, Lyme Regis.

King's Fund（2013）*Patient–Centred Leadership. Rediscovering Our Purpose.* ＜https://www.kingsfund.org.uk/sites/files/kf/field/field_publication_file/patient–centred–leadership–rediscovering–our–purpose–may13.pdf＞（accessed 14 February 2019).

NHS Employers（n.d.）Values based recruitment. ＜https://www.nhsemployers.org/your–workforce/recruit/employer–led–recruitment/values–basedrecruitment＞（accessed 14 February 2019).

Oakley J and Cocking D.(2008) *Virtue Ethics and Professional Roles*, Cambridge University Press, Cambridge.

Pendleton D and King J.(2002)Values and leadership. *British Medical Journal*, 325（7376），1352–1325.

Shale S.(2008) Managing the conflict between individual needs and group interests：ethical leadership in healthcare organizations. *Keio Journal of Medicine*, 57（1），37–44.

参考資料

George B.(2004) *Authentic Leadership：Rediscovering the Secrets to Creating Lasting Value*, John Wiley & Sons, New York.

Hope T.(2004) *Medical Ethics*. A Very Short Introduction, Oxford University Press, Oxford.

CHAPTER 17

あらゆるレベルで リーダーシップを開発する

Tim Swanwick[1] and Judy Butler[2]

[1] Health Education England, London, UK
[2] Coalescence Consulting Ltd, Bath, UK

OVERVIEW

- うまく機能している医療機関が成功するためには，あらゆるレベルでのリーダーシップが必要となる。
- リーダーシップ開発と組織開発は，連携した活動であるべきである。
- リーダーは，リードする（導く）ことを学ぶことができる。
- リーダーシップ開発において，そのタイミングは非常に重要である。
- リーダーシップ開発プログラムには，実用的で，具体的な作業に焦点を当て，理論を実践へと結びつけながら，リーダーそれぞれの育成をサポートし，ネットワークを構築する内容が含まれるべきである。

医療システムでは世界中どこでも，臨床家がリーダーシップ・タスク（および彼らの役割それ自体）を理解し，十分に成熟した技術と社会的スキルを有し，管理と責任を担う準備ができている必要がある。その際の課題は，必要な状況が生じた場合や適切な状況下で，臨床チームや組織が効果的に実績をあげられるように，それぞれのリーダーに適切な時期に適切な開発機会を提供できるかどうかである。

　より効率的に変革や改善がもたらされるために，医療従事者はリーダーシップ理論を取り入れるべきであるというコンセンサスが高まってきている。それは，院内の研修から大学を含む外部講師による講座，臨床家のためのリーダーシップ開発プログラムまで，広範囲に及ぶ。英国のNHSリーダーシップアカデミーなどの機関により提供される国によるプログラムもその一例である。

　このようなリーダーシップ開発の有効性を裏付けるエビデンスはあるのだろうか？　簡潔に答えるならば，そ

れは「あまりない」。患者アウトカムの改善につながるような特定の発展的アプローチに関連した医療システムについては，質の高いエビデンスはほとんど報告されていない（West et al 2015）。医療分野の内外でリーダーシップ開発に対して莫大な投資が行われているにもかかわらず，こうした研究が不足している理由として，有効性の評価が困難であること，介入方法や状況も多様であること，かつ，さまざまなレベルでの経験値とスキルをもつ人を対象としたプログラムが存在することが挙げられる。その結果，当面は，リーダーシップ開発における「ベストプラクティス」を参考にするという考え方が主流である。

誰のためのリーダーシップ開発か？

医療において，リーダーシップはすべての人にとっての責務である，という考え（本書全体で繰り返し論じてきた）に基づけば，組織のあらゆるレベルで，そしてすべての臨床家のキャリアを通して，リーダーシップ開発が行われるべきである。成功している組織というものは，単にうまく導かれているというよりは，「完全なリーダー」が機能しており，そのため未来のリーダー育成が可能となり，ひいてはその組織の発展に結びついている。その戦略や構造に根本的なミスアライメント（不調和）を伴っている場合，どれほどチームでリーダーシップ開発を行ったとしても，その組織やチームの効率を改善することはない。正式な開発プログラムと支援的な組織文化を通じて，意欲的なリーダーは見いだされ，訓練を受け，評価を受けるべきである（**図17.1**）。

　実際に，**リーダーシップ開発**と**組織開発**は同一のプロセスの一部とみなすことができる。それは「組織とその内部の人々の能力を向上させる」ことである（Bolden

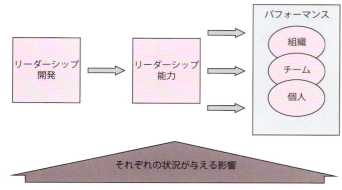

図 17.1　リーダーシップ開発，能力の評価，組織内での成果

2010, p.117)。これは，歴史的ではあるが広く普及しているリーダーシップ開発のアプローチであり，全システムにまたがる個人のリーダーシップ能力の構築を重視して訓練を行うことに焦点を当てている。

リーダーシップ開発とは何か？

リーダーシップ開発について論じる際に核となるのは，「リーダーシップは学ぶことができるか？」という命題である。前半の章で説明したように，リーダーシップの発揮に影響を与えるような特性・性格が生来備わっている場合もあるが，リーダーシップに必要な能力の大部分は後天的に習得できるものである。そのために必要な知識やスキル，行動はしばしば，「コンピテンシーフレームワーク」の形で表現される。医療分野では国レベルで

リーダーシップの枠組みがますます増えているものの，それぞれの組織レベルでは自分たちの文化を明確に反映した言葉を用いてリーダーシップ像を描きながら，彼ら独自のコンピテンシーを明確に示しているだろう。典型的には，これらのコンピテンシーは年次評価または業績評価に利用されるが，求人や進行中の事業をサポートするために使用することもできる。

開発フレームワークを設定する主な目的は，特定の役割または状況で必要とされる能力の領域を明確に示すことである。各領域は，より容易に観察・評価・発展できるように，明確に定義されたスキル・知識・行動に区分されている。コンピテンシーステートメントは通常，さまざまなレベルの能力を考慮して記述されている。これにより，ますます複雑化する状況や役割において，該当者はよりうまく行動する方法を理解することができる。多くの場合，その個人の能力を制限する行動も含まれており，なぜその行動が期待されたほど効果的に機能しないのかに関する議論をすすめることができる。「インパクトと影響力」としてここに記述されている，リーダーシップコンピテンシーの実例を**表 17.1**に示す。

コンピテンシーフレームワークを上手に使うと，組織にとっての価値ある行動やアプローチを考えるうえで役立つ。そのフレームワークは，重要な領域の議論を行うことでフィードバックを促し，各個人の能力開発の状況を示し，異なる役割や地位への道筋を明らかにする。しかし，注意してほしいことがいくつかある。求められる

表 17.1　リーダーシップのコンピテンシーフレームワークの一例（抜粋）

コンピテンシーの領域		インパクトと影響	
概要		説得力をもち，確信をもって発言し，他者の尊敬や同意を得ることができる	
レベル	定義	好ましい指標	好ましくない指標
レベル1	質問されたときに自分の考えを自信をもって説明したり，関連のある事実について言及し即座にアクセスすることができる	・質問されたときに，関連のある事実について言及でき，即座にアクセスできる ・現在の状況について正確に描写することができる	・質問されたときに，自信なさげで，議論に積極的に加わらない
レベル2	自分独自のアプローチ法を用いて，相手や相手の求めているものについて気を配ることができる	・コメントや話し方，プレゼンテーションのトーンを状況に応じて調整できる/相手の興味を惹くような議論ができる ・相手の反応を予想して準備でき，反論に対して具体的な解決案を考えられる	・聞き手の求めていることや興味を理解できない。そのため，自分の本意が理解されない
レベル3	部署を超えて自分独自のネットワークを作り，組織が抱える課題に対する展望を示すために考え方や感じ方を日々更新することができる	・あらゆるレベルにおける独自の状況を理解し，それぞれの良さを活かすことができる ・臨床でのパートナーや同僚，仲間との信頼関係を確立できる ・未知の分野に出会っても，お互いの利益を模索するために立ち向かうことができる	・インパクトが弱く，相手にとって存在感が薄い

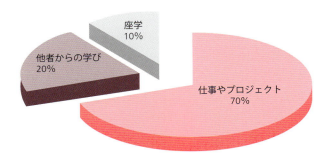

図 17.2　リーダーシップ開発における 70：20：10 の法則

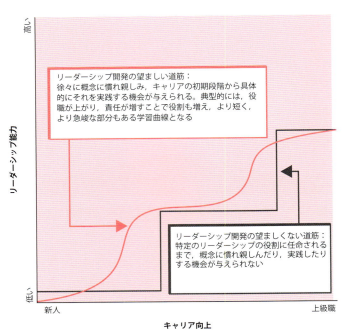

図 17.3　適切なタイミングでのキャリア開発

総括的な能力を反映するにあたって，その行動を平易で明瞭な文言で表現することは困難であり，その結果得られるスキルや個人属性のリストは，数が非常に多く，結果的に一見不合理なものにみえるであろう。また，リーダーシップ開発は，特定のコンピテンシーを取得することだけでなく，自己発見と個人的な変容の旅であるため，コンピテンシーフレームワークは単なる「チェックリスト」であってはならない。

リーダーシップ開発はどこで行うか？

Mintzberg の教訓に次のものがある。「すでにマネジメントの訓練を積んでいる人々の育成を支援するために教室を使うことは良い考えであるが，これまでにマネジメント経験のない人の中からマネジャーを創造しようとする試みは欺瞞である」(Mintzberg 2004 p.5)。この教訓からわかるのは，リーダーシップ開発は，具体的な業務に基づく活動から生み出され，かつ具体的な業務に基づく活動に根ざしたものであるべきである，ということである。有用な経験則として，効果的なリーダーシップ開発プログラムを実施する場合，学習内容の 70％ が各自の仕事やプロジェクトに基づくべきであり，20％ は他者との議論やマルチソースのフィードバックやコーチング，残りの 10％ が講義などの座学を通じて提供されるべきとしている（Lombardo and Eichinger 2000）（**図 17.2**）。

リーダーシップ開発はいつ行うか？

多くの医療機関では，リーダーの能力を効果的に開発する機会は一貫して導入されているわけではなく，その機会を得ないまま部長や院長のようなリーダーシップの役割を果たしているという実情がある。それまでは，彼らは臨床的専門知識を高めることに集中していた。キャリア開発の望ましい道筋（赤色）と臨床家が通常経験する道筋（黒色）の比較を**図 17.3**に示す。適切な時期に開発プログラムを受ける人のメリットは，早期に開始できるだけではない。そのプログラムによって新たな学びを

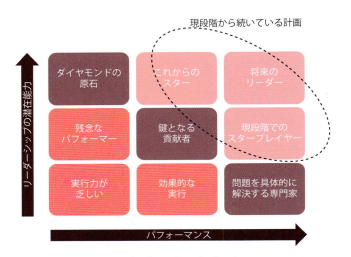

図 17.4　タレントマネジメントマトリックス

得られ，早い段階で基本的な考え方を考慮しながら，リーダーシップを積み重ねて学ぶことができ，そのときどきでそれらを実践する具体的な機会を得ることにつながる。

組織がリーダーシップ開発をより積極的に進めようとする際にとる方法の 1 つに，**タレントマネジメント talent management** がある。一般的に「9 つのボックス・グリッド」と呼ばれるタレントマネジメントマトリックス（**図 17.4**）は，組織内の未来のリーダーシップ能力を評価するために使用される，シンプルで効果的なツールである。このグリッドは，過去の実績と将来の可能性という 2 つの次元に対する個人の評価を行うことができる。このツールは，マネジャーとスタッフの間で，現在自分がどのレベルにいて，将来どうなりたいか，そ

講座，セミナー，ワークショップ	アクションラーニング	マルチソースフィードバック
シミュレーション	心理測定ツール	現場ベースのイニシアチブ（OJT）
eラーニング	コーチングとメンタリング	プロジェクトワーク

図 17.5　よく用いられるリーダーシップ開発時の介入方法

のためにはどうすればよいか，を確認することができるという，オープンで率直で建設的な対話を行うための構造を与えてくれる。部下の才能を管理するうえで行う「対話」は，各人が現在どのように行動しているかを特定し，それぞれの能力を最大限に引き出すことを目指し，将来のリーダーとしての役割に移行するうえで最も有用な開発機会を模索するものとなる。

どのようにリーダーシップ開発を行うか？

あらゆる教育プログラムと同様に，はじめは学習者のニーズと必要な目標と成果を明確に定義し，広範な理論とモデルのなかから，果たしてどれが活動や学習を支えるのに適当かを選択することが不可欠である。必要となるリーダーシップの特質，学習者の背景と経験，そして個人や組織のニーズなどの条件に応じて，教育方法や重点を置く部分が異なる。リーダーシップ開発プログラムは 2 つとして同じものはなく，実際に現実の経験に根ざした個別化された「プログラム」を作成することが目的である。

この枠組みの中で，多数の有用な学習方法が一般的に使用されている（**図 17.5**）。

- **講座，セミナー，ワークショップ**：講座や正式な学習の機会が与えられることによって，参加者は一種のコミュニティの一員となる感覚を得られ，目的を共有できる。その参加者には，省察する時間と考察するための共通言語ができ，重要な内容を議論することができる。新しいアイデアが紹介され，現在リーダーシップの役割を担っている人との出会いを通じて，身近な状況に対する新しい対処法や考え方が提供される

- **アクションラーニング**：一連のアクションラーニングでは，仲間との小グループで実際の業務上の問題に取り組む。その際，省察，支援，挑戦の組み合わせと，行動への貢献は，変革と育成に向けた強力な環境を作り出す

- **マルチソースフィードバック**：「360°評価」とも呼ばれる。現在，医療従事者の教育や研修に携わる者にとって身近なツールである。そのような他のツールと

同様に，フィードバックがどのように行われているかという点，また，その内容がしばしば非常に個人的であるので，そのフィードバックがプログラム開発にどのように寄与しているかという点に注意が必要である

- **コーチングとメンタリング**：各学習者が自分の能力開発を自分の問題として考えることができるようになる，学習者と教育者の関係性を表す。その活動は，「クライアント（学習者）」の要素をまずは脇に置き，医療従事者としての彼ら自身が価値ある結果を内側から考えることを助けるべく，会話を中心に構築される。「コーチング」は，特定の目的における短期的目標に焦点を当てるのに対し，「メンタリング」は特定の組織的な状況の中で個人の長期的な昇進や成長を促す傾向がある

- **シミュレーション**：チームという文脈でリーダーシップ行動をリハーサルするうえで，特に有用な手段である。シミュレーション演習は，個別のフィードバックを同僚に与える 1 対 1 のコミュニケーションスキルの習得から，チーム全体や組織全体に至るまで徹底的な意思統一を目指すものまで多岐にわたる。しかし，臨床シミュレーションと同様に，リーダーとしてのスキルがどのようにリハーサルされ，職場環境に則してふさわしく移行されるかが重要である

- **心理測定ツール**：リーダーシップの役割やリーダーシップ開発プログラムを選択する際，しばしば，単純なフィードバックツールから信頼性の高い心理評価に至るまで，一連の心理テストが使用される。マルチソースフィードバックと同様に，心理測定は，「絶対的な真実」を与えてくれるものというよりは，議論のきっかけとして最もよく活用される

- **eラーニング**：オンライン学習は利便性が高く，多数の学習者が各種講座や解決方法を活用しているにもかかわらず，リーダーシップなどの社会プロセスの開発における e ラーニングの使用は限られており，料金は高くなる傾向がある。ただし，ソーシャルメディア（Facebook, Twitter）は，モバイル技術と相まって，グローバルな診療コミュニティが比較的容易にまとまりやすく，ネットワーキングとサポートのための強力な手段となっている

- **現場ベースのイニシアチブ**［訳注：OJT（on-the-job training）］：シャドーイング，プロジェクトワーク，インターンシップ，フェローシップ（Box 17.1）を組織の「本質に」分け入る必須の手段であるコーチングやアクションラーニングと組み合わせることで，実際の現場で起こる経験に参加することによって得られる学びは，とてつもなく説得力の高いものになる

95

> **Box 17.1　ケーススタディ：医療現場のリーダーシップにおけるフェローシップ**
>
> ロンドンの「Darzi」フェローシップにおける臨床上のリーダーシップ開発について，実際のプログラムや作業に即したアプローチの1例を紹介したい。この斬新なプログラムは，ある著名な外科医であり元厚生大臣の名に由来しており，多様な医師集団を対象に，彼らが未来のリーダーとなるうえで必要な組織上の能力を高めるべく，キャリアの早い段階に研修を行い，専門家として機能できるよう特別に組まれたものである。フェローはそれぞれ，プライマリケア，救急，基礎医学，およびメンタルヘルス分野から指名されている。任期は12か月で，任命を受けた臨床上の指導者より，部署の変革，医療の質改善と安全性の向上，リーダーとしての能力の構築などを学ぶことになる。対象者は受講中，一貫して育成プログラムからさまざまな支援を受ける。例えばコーチングやプロジェクトに対する助言，教育セッションが含まれている。講座修了時には，修了証明書が授与される。

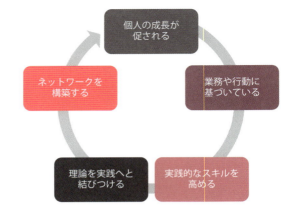

図17.6　効果的なリーダーシップ開発プログラムの特徴

　このような開発活動はさまざまに"ad hoc"（その場に応じて）に行われているが，プログラムとして組み立てることがより重要である。ベストプラクティスについて論じている文献をもとに，SwanwickとMcKimm（2014）は，リーダーシップ開発プログラムの設計に関する5つの原則を提案している（図17.6）。すなわち，効果的なプログラムには以下が必要である。

- **実践的であること**：コーチング，変革のマネジメント，交渉などの主要なスキルの開発を導入する
- **職場志向であること**：アクションラーニングとして組み込まれているプロジェクト作業を含める
- **個々人の開発を支援すること**：マルチソースのフィードバック，コーチング，メンタリングを通じて行う
- **理論を実践へと結びつけること**：教育的文脈に沿ったリーダーシップやマネジメントの文脈を組み込む
- **ネットワークを構築すること**：アクションラーニング，コーチング，ソーシャルネットワーキングを通じてネットワークを構築する

　Petrie（2014）は，これらのアイデアをもとに，リーダーシップの成長について，水平型と垂直型の2種類を紹介している。水平型の成長は，体験活動，講座，プログラムを活用して既存の視点や考え方に知識を追加し，コンピテンシーを獲得することによって得られる。一方，垂直型の成長は時間的に縦断的なプロセスであり，自分を取り巻く世界がより複雑であり，より全体的で包括的なものとして理解し，不確実で，複雑であいまいな世界で生きていることを学習者自身が認識することによって得られる。Petrieは，以下に挙げる3つの相互に関連する活動に曝され影響を受けることによって，垂直型のリーダーシップが育まれることを示唆している。

- **熱い経験 heat experience**（the what）：通常の考え方に疑問を抱かせ混乱させられることによって，学習者自身が快適と感じるゾーンをさらに広げ，新たなより高度な思考モデルに導かれる体験
- **相反する多様な視点 colliding perspectives**（the who）：異なる見解，背景，考え方をもつ人々にもまれることによって，熱い経験がもたらされる
- **高い意味形成 elevated sense-making**（the how）：省察（リフレクション），会話，フィードバック，コーチング，メンタリングに組み込まれている。これによって，思考したり行動するうえでより大きな意味づけと大きな変容が生じる

　臨床家が医療現場で生じた問題を経時的かつ経験的に管理するのと同様の方法で，最も効果的なリーダーシップ開発活動によって，学習者は自身のアプローチや視点の変更を必要とするようなより複雑な問題に安全に対処できるようになる。これは，重要な出来事や経験から学ぶ方法に支えられながら，さまざまな学習方法と教授方法を獲得することによって達成することができる。

文献

Bolden R.(2010) Leadership, management and organisational development, in *Gower Handbook of Leadership and Management Development*, 5th ed (eds J. Gold, R. Thorpe and A. Mumford), Gower, Aldershot, pp.117–132.

Lombardo MM and Eichinger RW.(2000) *The Career Architect Development Planner*, 3rd ed, Lominger, Minneapolis.

Mintzberg H.(2004) Managers not MBAs：*A Hard Look at the Soft Practice of Managing and Management Development*, Berrett-Koehler, San Francisco.

Petrie N.(2014) *Future Trends in Leadership Development*, Center for Creative Leadership, Brussels. <https://www.ccl.org/articles/white-papers/future-trends-in-leadership-development-2/>（accessed 14 February 2019）.

Swanwick T and McKimm J.(2014) Faculty development for

leadership and management, in *Faculty Development for the Health Professions* (ed. Y. Steinert), Springer, New York.

West M, Armit K, Loewenthal L et al.(2015) *Leadership and Leadership Development in Healthcare : The Evidence Base*, King's Fund, London. <https://www.kingsfund.org.uk/sites/default/files/field/field_publication_file/leadership-leadership-development-health-care-feb-2015.pdf>(accessed 14 February 2019).

参考資料

Aggarwal R and Swanwick T.(2015)Clinical leadership development in postgraduate medical education and training : policy, strategy and delivery in the UK National Health *Service Journal of Healthcare Leadership*, 7, 109-122.

Bennet N and Lemoine GJ.(2014) What VUCA really means for you. *Harvard Business Review*, January-February. <https://hbr.org/2014/01/what-vuca-really-means-for-you?cm_sp=Article-_-Links-_-Comment>(accessed 14 February 2019).

Bolden R.(2005) *What is Leadership Development? Purpose and Practice*. Leadership South West Research Report 2. <http://business-school.exeter.ac.uk/documents/discussion_papers/cls/LSW-report-3.pdf>(accessed 14 February 2019).

Gold J, Thorpe R and Mumford A.(2010) *Leadership and Management Development*, Chartered Institute of Personnel and Development, London.

Kinsinger P. *Adaptive Leadership for the VUCA World : A Tale of Two Managers*. Daily Times. <https://thunderbird.asu.edu/knowledge-network/adaptive-leadership-vuca-world>(accessed 14 February 2019).

NHS Leadership Academy(2013)*NHS Healthcare Leadership Model*. <https://www.leadershipacademy.nhs.uk/resources/healthcare-leadership-model/>(accessed 14 February 2019).

Pedler M, Burgoyne J and Boydell T.(2004) *A Manager's Guide to Leadership*, McGraw-Hill Professional, Maidenhead.

欧文索引

数字

3つの円モデル　11
5 whys　50
70：20：10の法則　94
360°評価　95

A

accommodation　73
accountability　90
adaptive leadership　41
alliance　63
assimilation　73
authentic leadership　14
authenticity　28, 88
authoritative leadership　12
authority　34

B

Bennis, Warren　10
Berwick, Don　44
black and minority ethnic
　（BME）　75
butterfly effect　39

C

charismatic leadership　14
clinical autonomy　3
clinical leadership　1
coalition　63
collaboration　62, 91
collaborative leadership　14,
　62
collaborative practice　63
collective leadership　14
communities of practice　63
complex responsive process
　41
complex system　39
complexity engineering　40
consortium　63
contingency theory　82

D

control system　34
cultural competence　76
cultural paradigm　40
cultural safety　77
cultural web　34
culture　74
Cynefin フレームワーク　38

discrimination　78
distributed leadership　2, 14
diversity　74
Drucker, Peter　87

E

e ラーニング　95
educational leadership　57
emergence　39
emergent change　28
Emotional Intelligence（EI）
　11, 70
Emotional Quotien（EQ）　11,
　70
engaging leadership　83
equality　75
ethical leadership　89
ethics　89
ethnicity　74
evidence–based practice（EBP）
　5

F

fishbone diagram　49
follower　6, 16
followership　6, 16, 17
Francis Report　8

G

Gantt chart　53
gender　82
glass ceiling　85

glass cliff　85
goal　10
Goleman, Daniel　11〜13
great man theory　11, 81
Greenleaf, Robert　14, 64, 88
Griffith Report　3
group identity　19

H

Handy, Charles　8
"High Quality Care for All"　4

I

implicit leadership theory　20
imposter syndrome　72
influence　34
ingroup　19
integrated care　36
integrity　88
interprofessional education
　（IPE）　59
intervening variables　82
intuition　28
isolates　17

K

Kaiser Permanente　3
Kellerman, Barbra　17, 18
Kelley, Robert　17, 18
King's Fund　4
Kotter, John　9, 15, 27

L

leader　6
leadership　1, 6, 10

M

management　1
manager　6
MBA（経営学修士）　8
meshwork　63

Mid Staffordshire NHS Foundation Trust　8
Mintzberg, Henry　3, 35, 60
mission　33
moral　89
Myers–Briggs Type Indicator（MBTI）　69

N
Nanus, Burt　10
network　63
NHS（英国国民保健サービス）　4
　　エラーに関する調査　43
　　ヘルスケア・リーダーシップ・モデル　14
NHS憲章　88

O
on–the–job training（OJT）　95
organizational structure　34, 35
organizational culture　34
Orygen　3
outgroup　19

P
partnership　63
PDSA（Plan–Do–Study–Act）サイクル　44
PID（プロジェクト開始文書）　48

planned change　27
podium leadership　14
population health　33
power　34
power structure　34
process map　48
professional beaurocracy　3, 60
psychological levels model　69

R
race　74
RAIDログ（Risks, Assumptions, Issues, Dependencies）　51
reflection　29
reframing　36
relational leadership　17
ritual　34
root cause analysis　48
routine　34
Russell, Bertrand　59

S
Salford Royal NHS Foundation Trust　46
scope creep　48
servant leadership　14
sex　82
shared leadership　14
SMART（Specific, Measurable,

Achievable, Realistic, Time–bound）　51
social category　75
social group　10
spontaneous change　28
"*Structure in Fives*"　60
symbol　34
systems approach　40
systems thinking　40

T
talent management　94
teamworking　91
theories of emotional intelligence　11
trait theory　10
transformational leadership　13
Two–challenge rule　24

V
value　75
values–based leadership　87
virtue　89
visionary leadership　12

W
Weber, Max　34
WHO（世界保健機関）　62, 63, 77

99

和文索引

あ行

アクションラーニング　95
暗黙のリーダーシップ理論　20

イエスマンタイプ　17
医学・医療教育　58
石川ダイアグラム　49
医師–看護師ゲーム　82
意思決定　23
意思決定スタイル　11
偉人理論　10, 81
イノベーション　→革新
医療界におけるマネジャー　8
医療経済　31
医療現場
　　グループアイデンティティ
　　　19
　　フォロワーシップ　18
　　複雑性　39
医療現場のリーダー　79
医療現場のリーダーシップ　1
医療サービスの変化　58
医療システムの6つの構成単位
　63
医療制度内の差別　76
医療チーム，革新性　21
医療におけるグループアイデン
　ティティ　19
医療における破壊的イノベーショ
　ン　46
医療の質　2
　　チームワークと──　44
インポスター症候群　72

エアタイム　23
影響力　34, 65
影響力と関心度のグリッド　51
英雄型リーダーシップ　66, 82
エイリアンタイプ，フォロワー
　17
演壇型リーダーシップ　14

オペレーショナル・コア　60

か行

改善のモデル　44
学習，臨床現場基盤型の──　58
革新　45, 75
確信度合意マトリックス　38
価値に基づくリーダーシップ　87
活動家，フォロワーの分類　18
ガバナンス　63
ガラスの崖　83, 85
ガラスの天井　83, 85
カリスマ的支配　34
カリスマ的リーダーシップ　13,
　14
関係重視型リーダーシップ　13
患者安全　82
感情知性　11, 70, 82, 89
　16の側面　71
ガント・チャート　53

機械的官僚制　3, 35
ギフト経済　31
キャリア開発　94
教育，臨床現場基盤型の──　58
教育政策　56
教育とサービス提供の統合　57
教育のリーダー　58
教育のリーダーシップ　56
強制型リーダーシップ　13
協働型リーダーシップ　14, 62,
　64, 66
　　個人の資質　65
共有型リーダーシップ　14

クリニカル・チャンピオン　2
グループアイデンティティ　19

計画的な変革　27, 30
権威主義型リーダーシップ　12
健康情報システム　63

権力　34, 65
権力構造　34

コアバリュー　60
硬骨漢，フォロワーの分類　17,
　18
行動，リーダー　68
合法的支配　34
黒人および少数民族（BME）　75,
　78
心の知能指数　→感情知性
個人の優位性　23
コーチ型リーダーシップ　13
コーチング　95, 96
コミュニケーション　24, 51
コミュニティ・オブ・プラクティ
　ス　63
コラボレーション　62, 63, 91
　　──の戦略　66
孤立者，フォロワーの分類　17,
　18
コールアウト　24
コンサルタント，意思決定　11
コンソーシアム　63
コンティンジェンシー理論　82
コントロールシステム　34
コンピテンシーフレームワーク
　93
根本原因分析　48

さ行

財務サマリー分析　53
採用過程の人種差別　77
詐欺師症候群　72, 73
サーバントリーダーシップ　14,
　64, 83
サービスラインマネジャー　60
差別　74〜79, 85
　　医療制度内の──　76
サポートスタッフ　60
参加型リーダーシップ　83

参加者，フォロワーの分類　18

ジェンダー　82
ジェンダー–インクルーシブ　83
資源のマネジメント　59
自己のアイデンティティ　69
市場取引としてのケア　31
システム，フォロワーシップ　20
システムアプローチ　40
システム思考　40
システムのリーダーシップ　36
質改善　43, 44
自発的な変革　28, 30
シミュレーション　95
社会的カテゴリー　75
社会的集団　10
社会的適合性　23
集合的リーダーシップ　14, 64
生涯教育　57
状況対応型リーダーシップ　13
省察（リフレクション）　29, 96
情報の共有　24
職位　23
女性的なリーダーシップ　81
女性リーダー　82, 83
自律性　59
シンシナティ小児病院医療センター　46
人種　74, 77
真正性　28, 88
真正なリーダーシップ　14, 88
シンボル　34
心理測定ツール　95
心理的レベルモデル　69

スターフォロワー　16〜19
ステークホルダー　50
ストーリー　34

性格，リーダー　68
性格因子　23
性格のタイプ　70
性格の「ビッグファイブ」因子　69
誠実さ　88
政治的マネジメント　51

性別　82
責任性　59
積極的是正措置　78
説明責任　90
線形アプローチ　42
専門家官僚制　3, 35, 60
専門職の役割　58
戦略　33

相互作用　24
創発　39
創発的な変革　28, 30
組織開発　92
組織形態　63
組織構造　34, 35
組織的価値　87
組織のアイデンティティ　22
組織のリフレーミング　36
組織風土　13, 35
組織文化　34
卒後教育　57
卒前教育　57

た行

態度，リーダーの――　68
多職種連携教育　56, 59
多職種連携チーム　22
タスクアイデンティティ　23
多様性　74, 79
タレントマネジメント　94

チェックバック　24
チームアイデンティティ　22
チーム間の作業　25
チーム基盤型の作業　21
チームの環境　25
チームの信頼を育む方法　24
チームプロセス　23
チームワーク　21, 44, 91
チャンピオン　50, 51
チャーチル，ウィンストン　10
中央集権型リーダーシップ　66
中核をなす価値（コアバリュー）　60
調節，ピアジェの発達理論　73
直感　28

提携　63
適応型リーダーシップ　41
伝統的支配　34

同化，ピアジェの発達理論　73
統合されたケア　36
独裁型，意思決定　11
特性理論　10

な行
なぜなぜ分析　50

は行
媒介変数　82
バタフライ効果　39
働き方　63
パートナーシップ　63
パーソナリティ　11
反マネジメント主義　4

ヒエラルキー　23
ビジョン　33
ビジョン型リーダーシップ　12, 13
非線形アプローチ　42
羊タイプ，フォロワー　17
平等性　75

フィッシュボーンダイアグラム　49, 51
フィードバック　96
フェンスシッター　17
フォロワー　6, 7, 16
　　分類　17
　　リーダーとの関係　23
フォロワーシップ　6, 7, 16, 17
　　医療現場における――　18
複雑性，医療現場　39
複雑性エンジニアリング　40
複雑なシステム　39, 41
複雑反応プロセス　40
父権主義，意思決定　11
プロジェクト　48
　　失敗理由　54
　　進捗状況　53
　　成功の測定　54

プロジェクト・ガバナンス　50
プロジェクト計画テンプレート　49
プロジェクト報告ツール　52
プロセスマップ　48, 50
プロフェッショナリズム　61
文化　74
文化的安全　77
文化的多様性　75, 76
文化的能力　76
　　　──と医療現場のリーダー　79
文化的パラダイム　40
分散型リーダーシップ　2, 14

米国退役軍人省　3
ペースセッター型リーダーシップ　13
変革　28
　　　複雑なシステム　41
変革型リーダーシップ　13
変革のアプローチ　30
変革のマネジメント　8, 27
変革のリーダーシップ　27
変革を成功させる8つのステップ　27
変革を導くアプローチ　29

傍観者　18
放棄型, 意思決定　11
奉仕　91
法的根拠　78
保健財政システム　63

ま行
マイヤーズ・ブリッグス・タイプ・インディケーター　69, 70
マイルストーン（目にみえる成果）　54

マーティン・ルーサー・キング　13
マネジアルグリッド　11, 12
マネジメント　1, 7
　　　変革の──　8, 27
マネジャー　6
　　　医療界における──　8
マルチソースフィードバック　95

見せかけのチーム　22
見せかけのリーダー　18
ミドルライン　60
民主型リーダーシップ　11, 13
民族集団/民族性　74

メッシュワーク　63
メンタリング　95, 96

目標　10
　　　チームの──　23

や行
役割の明確さ　23

ら行
リスクマトリックス　52
リーダー　6
　　　フォロワーとの関係　23
リーダーシップ　1, 6, 7, 10
　　　意思決定スタイル　11
　　　医療の質改善におけるインパクト　46
　　　──の型　13
　　　ガバナンスと──　63
　　　ギャップ　66
　　　行動論　12
　　　コンピテンシーフレームワーク　93

システムの──　36
性格タイプ　70
脱線　71
　　　多様性のための──　79
　　　変革の──　27
　　　マネジメントと──　7
　　　明確さ　25
　　　理論と概念　10
リーダーシップ開発　92
　　　介入方法　95
　　　プログラムの特徴　96
リーダーシップスタイル　83
リフレーミング, 組織の──　36
リレーショナルリーダーシップ　17
臨床教育　56, 57
臨床教育のリーダー　58
　　　課題　60, 61
臨床現場基盤型の教育と学習　58
臨床チーム　22
臨床的自律　3
臨床的なマネジメントとリーダーシップ　7
臨床と教育に関する資源配分　58
倫理　89
倫理的リーダーシップ　89

ルーチン　34

連携医療　63

わ行
ワークショップ　95
ワークライフバランス　8, 60, 71

医療現場のリーダーシップ ABC
より良い医療チームを目指して　　　　定価：本体 3,500 円＋税

2019 年 4 月 25 日発行　第 1 版第 1 刷©

編　者　ティム スワンウィック
　　　　ジュディー マッキム

監訳者　山脇 正永

発行者　株式会社　メディカル・サイエンス・インターナショナル

　　　　代表取締役　金子 浩平
　　　　東京都文京区本郷 1-28-36
　　　　郵便番号 113-0033　電話(03)5804-6050

印刷：三報社印刷／ブックデザイン：GRID. CO., LTD.

ISBN 978-4-8157-0160-4　C 3047

本書の複製権・翻訳権・上映権・譲渡権・貸与権・公衆送信権（送信可能化権を
含む）は（株）メディカル・サイエンス・インターナショナルが保有します。
本書を無断で複製する行為（複写，スキャン，デジタルデータ化など）は，「私的
使用のための複製」など著作権法上の限られた例外を除き禁じられています。大
学，病院，診療所，企業などにおいて，業務上使用する目的（診療，研究活動を
含む）で上記の行為を行うことは，その使用範囲が内部的であっても，私的使用
には該当せず，違法です。また私的使用に該当する場合であっても，代行業者
等の第三者に依頼して上記の行為を行うことは違法となります。

JCOPY〈出版者著作権管理機構　委託出版物〉
本書の無断複製は著作権法上での例外を除き禁じられています。
複製される場合は，そのつど事前に出版者著作権管理機構（電話
03-5244-5088，FAX 03-5244-5089，info@jcopy.or.jp）の許諾を得
てください。